T0282974

MAÑANAS MILAGROSAS

MAÑANAS MILAGROSAS

Los hábitos que transformarán tu vida
(antes de las 8 a. m.)

DIANA

Obra editada en colaboración con Editorial Planeta – España

Título original: *THE MIRACLE MORNING: The Not-So-Obvious Secret Guaranteed to Transform Your Life (before 8am) - Updated and Expanded Edition*

Bajo el sello editorial BOOKET M.R.
Avenida Presidente Masarik núm. 111,
Piso 2, Polanco V Sección, Miguel Hidalgo
C.P. 11560, Ciudad de México
www.planetadelibros.com.mx

Primera edición impresa en España: febrero de 2024
ISBN: 978-84-08-28462-8

Primera edición en esta presentación: mayo de 2024
ISBN: 978-607-07-9219-9

Impreso en los talleres de Bertelsmann Printing Group USA
25 Jack Enders Boulevard, Berryville, Virginia 22611, USA.
Impreso en U.S.A - *Printed in U.S.A*

HISTORIAS REALES DE TRANSFORMACIÓN (DE PERSONAS QUE PONEN EN PRÁCTICA LAS MAÑANAS MILAGROSAS)

LEE ALGUNAS PARA VER LO QUE PODRÍAS LOGRAR TÚ...

«*Mañanas milagrosas* me cambió la vida por completo. Antes no soportaba las mañanas, eran la peor parte del día para mí. Mi hermana me habló de este libro y supe que esta era mi oportunidad de cambiarlo todo. Así que hice el reto de los 30 días y aquí estoy: feliz por las mañanas, supereficiente, positiva y satisfecha en casi todos los aspectos de mi vida».

Jane Bavarova (3 años practicando las Mañanas Milagrosas)

«Soy madre de cuatro hijos y me sentía abrumada y como si no estuviera viviendo con todo mi potencial. Alguien me recomendó que leyera *Mañanas milagrosas* y le hice caso, y también vi el documental. ¡Me encantó! Me cambió totalmente la vida. Me siento mucho más agradecida por todo, empecé mi propio negocio, estoy a punto de publicar un libro, tengo mucha más paciencia con mis hijos e incluso conseguí que ellos también hagan muchos de los S.A.L.V.A.viD.as. ¡Me encantan mis Mañanas Milagrosas!».

Jackie Emmett (2 años practicando las Mañanas Milagrosas)

«Llevo seis meses practicando las Mañanas Milagrosas. Soy padre de dos niños, trabajo a jornada completa como ingeniero y siempre se me había considerado un noctámbulo. Después de leer el libro, decidí conscientemente que haría un cambio y ahora consigo hacer muchas cosas cada mañana antes de que los demás se despierten. Convertir la lectura diaria en una prioridad aumentó mi conocimiento de forma considerable en poco tiempo, y anotar (escribir en mi diario) me permite ganar claridad constantemente y dar cuerpo a mis ideas de modo constructivo. ¡Las Mañanas Milagrosas son un cambio de mentalidad total!».

Charlie Ussery (6 meses practicando las Mañanas Milagrosas)

«Llevo 60 días consecutivos de Mañanas Milagrosas. Nunca había mantenido un hábito durante 60 días seguidos, lo cual, en sí, ya es un logro. Estos son solo algunos de los beneficios:

1. Tengo la mente más calmada que nunca por la meditación/el silencio. Soy más consciente de mis emociones.
2. Mi condición física mejoró, ya que he recorrido más de doscientos kilómetros en bici.
3. Soy más organizado con mis actividades diarias y elimino las tareas innecesarias.
4. Paso más tiempo con mi familia e incluso inspiré a mi mujer y a mis hijos para que practiquen las Mañanas Milagrosas.

Le agradezco a Hal que haya escrito este maravilloso libro».

Dayananth Varun (2 meses practicando las Mañanas Milagrosas)

«Llevo más de siete años practicando las Mañanas Milagrosas. Es la fuerza que me guio para atravesar la depresión y la ansiedad, el tratamiento para la infertilidad, el luto y la pérdida de dos de mis trillizos, y la trayectoria médica extremadamente compleja de mi hijo de 4 años. Cuando la gente me pregunta cómo me mantuve positiva mientras vivía adversidades devastadoras a lo largo de los últimos cinco años, mi respuesta siempre es la misma: *Mañanas milagrosas.* Sin ellas, estaría perdida».

Jessica Goodine (7 años practicando las Mañanas Milagrosas)

«Cuando mi mujer murió de cáncer a los 40 años, tiré la toalla. No tenía esperanzas ni visión para el futuro. *Mañanas milagrosas* y los S.A.L.V.A.viD.as me transformaron y pasé de sentir lástima por mí mismo y vivir en el pasado a empezar un nuevo capítulo en la vida. Hoy hace 255 días que practico las Mañanas Milagrosas y me entusiasman el hoy y el mañana. Así que ¡vamos! Tú puedes. ¡Y chócalas! La victoria es tuya».

Dan Copelini (10 meses practicando las Mañanas Milagrosas)

«Las Mañanas Milagrosas me han cambiado de raíz. Nunca había sido una persona madrugadora ni constante. Apretaba el botón de repetición de la alarma unas cien veces. Pero con *Mañanas milagrosas* descubrí que nunca quería perderme un día porque tenía miedo de descarrilar. Me conozco, y sé que, si no lo hago cada día, no seguiré. Pero me siento muy realizada, productiva y orgullosa de poder decir ¡que llevo más de 150 días haciéndolo! Cada mañana me siento increíble».

Eleni Brooks (150 días practicando las Mañanas Milagrosas)

«Ya había aceptado que no era una persona madrugadora. Después de leer e implementar *Mañanas milagrosas,* ahora que tengo una hora para mí solo, tengo ganas de que llegue cada mañana. Todas las características positivas de mi personalidad están mejorando. Me doy cuenta de que, entre otras muchas cosas, estoy más alegre, con más energía y alerta. Soy un mejor padre, un mejor marido, un mejor amigo y compañero de trabajo. Empecé hace cuatro semanas y estos han sido los beneficios que he experimentado hasta el momento. Sé que voy a prosperar mucho más y que tomaré las riendas de mi propia vida en vez de soportarla pasivamente».

Bas Boska (30 días practicando las Mañanas Milagrosas)

«Antes de descubrir *Mañanas milagrosas* no era una persona madrugadora. Recuerdo leer el libro y pensar que me encantaría sentirme inspirada y motivada para vivir cada día siendo la mejor versión de mí. Por aquel entonces era inconstante con mis rutinas y hábitos, lo cual solía provocar que me sintiera frustrada y exhausta. Todo esto cambió cuando empecé a implementar los S.A.L.V.A.viD.as. Ahora, un año y medio más tarde, me levanto entre las 5:15 y las 5:30 cada mañana, ¡incluso los fines de semana! Aspiro a vivir una vida de 10 en cuatro ámbitos: salud, riqueza, mi yo interior y otros. ¡¡La vida me cambió!! Perdí 15 kilos, liquidé las deudas de dos tarjetas de crédito y ahora quiero tener un impacto en los demás, a diario, con actos fortuitos de bondad. ¡Ayudar a los demás es una verdadera alegría! ¡Estoy muy agradecida por este acto de fe y por haber incluido las Mañanas Milagrosas y los S.A.L.V.A.viD.as en mi vida!».

Cathi Bingaman (18 meses practicando las Mañanas Milagrosas)

ELOGIOS DE *MAÑANAS MILAGROSAS*

«*Mañanas milagrosas* es mucho más que un libro. Es una metodología demostrada que te ayudará a alcanzar tu potencial y crear la vida que siempre habías querido».

Mel Robbins, autora del *bestseller El poder de los 5 segundos*, de *The New York Times*, y locutora del galardonado *The Mel Robbins Podcast*

«Un libro maravilloso sobre el potencial de una brillante rutina matutina que constantemente te brinda días excelentes para hacer que tu vida sea realmente increíble».

Robin Sharma, autor de *bestsellers* número uno en todo el mundo, como *El monje que vendió su Ferrari y El club de las cinco de la mañana*

«Hal Elrod es un genio, y lo que su libro *Mañanas milagrosas* ha hecho con mi vida es asombroso. Con su acrónimo S.A.L.V.A.viD.as, Hal tomó las mejores prácticas de desarrollo de la consciencia humana, formuladas a lo largo de los siglos, y condensó las mejores de las mejores en un ritual matutino diario. Un ritual que ahora forma parte de mi día».

Robert Kiyosaki, autor del *bestseller Padre rico, padre pobre*, el número uno de finanzas personales de todos los tiempos

«Como madre, emprendedora y deportista profesional, las Mañanas Milagrosas se han convertido en la excepcional rutina que me ha permitido mostrar mi mejor cara cada día, haga lo que haga».

Laila Ali, campeona mundial de boxeo, dieciocho veces invicta, y personalidad de la televisión estadounidense

«La vida que Hal Elrod ha vivido habría destrozado a cualquiera, pero de alguna forma él consiguió convertir todas sus tragedias en un enfoque que le permitió lograr un éxito increíble tanto en el terreno personal como en el profesional. Nos recuerda que, si realmente deseamos algo, somos capaces de grandes logros, incluso cuando todas las cartas juegan en nuestra contra».

Tom Bilyeu, emprendedor innovador; locutor y productor de *Impact Theory*; *coach*, orador y guionista galardonado

«Lee *Mañanas Milagrosas* y te convertirás en la persona que tienes que ser para crear la vida que realmente quieres. Ya es hora. Te lo mereces».

JJ Virgin, autora del *bestseller The Virgin Diet* [La dieta Virgin], de *The New York Times*, y locutora del pódcast *Well Beyond 40 With JJ Virgin* [Siéntete bien después de los 40 con JJ Virgin]

«Hace años que conozco a Hal. Tras superar distintas experiencias cercanas a la muerte y ayudar a millones de personas a transformar su vida con sus libros, él mismo es una prueba viviente de que todos podemos superar nuestros retos para crear la vida que queremos y causar el impacto que deseamos en el mundo. Este libro te enseñará cómo lograrlo».

Lewis Howes, autor del *bestseller The Greatness Mindset* [La actitud para la excelencia], de *The New York Times*

«Una de las cosas que más me gusta de Hal es lo mucho que se preocupa por los demás. *Mañanas milagrosas* surgió de esta compasión. El motivo por el que ha pasado de ser solo un libro a convertirse en un movimiento es justamente que tiene su origen en el corazón de Hal. Si eres de los pocos que todavía no lo ha leído, ¿qué esperas? No solo te cambiará las mañanas, sino que podría cambiar toda tu vida».

Joe Polish, fundador de Genius Network y autor del *bestseller What's In It for Them?* [¿Qué ganan ellos?], de *The Wall Street Journal*

«No conozco a nadie tan bueno y compasivo como Hal Elrod, y esas cualidades salen a relucir en cada página de este libro. *Mañanas milagrosas* se ha convertido en un fenómeno, no solo por el enfoque práctico de Hal, sino también por la sinceridad de su misión. Léelo si quieres que tus mañanas y tu vida sean milagrosas».

Anna David, autora de ocho libros *bestsellers* de *The New York Times*, incluido *The Miracle Morning for Addiction Recovery* [Mañanas milagrosas para superar una adicción]

«Las Mañanas Milagrosas son una metodología demostrada para la transformación personal. No solo la he aplicado a mi vida, sino que le pedí a Hal que se la enseñara a mis alumnos. Lee este libro y aprenderás a optimizar todos los aspectos de tu vida».

Dr. Benjamin Hardy, psicólogo y autor de *Be Your Future Self Now* [Tu yo del futuro, ahora]

«Uno de los grandes pasos para mejorar nuestro estado de salud es dominar nuestra rutina matutina. *Mañanas milagrosas* es ese libro imprescindible que recomiendo a todo el mundo para aprender un proceso detallado y eficaz capaz de transformar nuestra vida antes de que salga el sol. Me encantan el corazón y la misión de Hal, así como su deseo de sanar el mundo mañana a mañana».

Dra. Mindy Pelz, autora de los *bestsellers* internacionales *Fast Like a Girl* [Ayuna como una chica] y *The Menopause Reset* [Reiníciate con la menopausia]

«Si vas a dejar que alguien te hable de milagros, este debería ser Hal Elrod».

Dave Asprey, fundador de Bulletproof Coffee y autor de cuatro *bestsellers* de *The New York Times*, entre ellos, *The Bulletproof Diet* [Dieta a prueba de balas] y *Super Human* [Superhumano]

«He seguido el trabajo, la vida y la inspiración de Hal Elrod desde que empezó a escribir *Mañanas milagrosas*. Tras transformar la vida de millones de personas, incluida la mía, es un auténtico lujo que ahora Hal haya escrito esta nueva edición ampliada. *Mañanas milagrosas* me ha cambiado la vida por completo».

James Altucher, autor del *bestseller* *Choose Yourself* [Elígete a ti], de *The Wall Street Journal*, y locutor de *The James Altucher Show*

«Adoptar una práctica matutina puede resultar determinante para lograr el éxito que deseamos en nuestra vida. *Mañanas milagrosas* te permitirá desarrollar los hábitos en los que confiarás para vivir como quieres».

Honorée Corder, estratega editorial, autora de más de cincuenta libros, entre ellos, *Write Your First Nonfiction Book* [Escribe tu primer libro de no ficción]

«Lo primero que hago cada día es seguir mi rutina de Mañanas Milagrosas. Ni siquiera sé cómo empezar a explicaros hasta qué punto este ritual diario me transformó la vida. Es fácil, se apoya en la ciencia y sus resultados hablan por sí solos. Si quieres tomar las riendas de tu vida y escribir la historia que TÚ quieres, las Mañanas Milagrosas son el modelo que debes seguir».

Shawn Stevenson, autor de los *bestsellers* *Eat Smarter* [Comer inteligentemente] y *Dormir inteligentemente*

«Hal Elrod predica con el ejemplo. Superó retos inalcanzables, demostrándonos que todos podemos hacer como él y vivir la vida con la que soñamos. Regálate la lectura de *Mañanas milagrosas* y empieza a crear la vida que quieres».

Neka Pasquale, fundadora y responsable de producto de Urban Remedy

«A todos aquellos que buscan la luz, permítanme que les hable de alguien que ha dedicado su vida a elevar la consciencia de la humanidad. Hal Elrod ha escrito varios libros inspiradores, pero este es una verdadera obra maestra. Lo que más me llama la atención es que Hal lo escribe como si nos hablara directamente. Es como si estuviéramos sentados frente a una humeante taza de té y nos contara cómo transformar nuestra vida. Este libro es la respuesta, amigos míos. En sus páginas encontrarán la clave para liberar todo su potencial y crear la vida que sueñan. Los iluminará en el camino hacia su verdadero yo. Gracias a su ejemplo, millones de personas se han empoderado y han elevado sus consciencias a diario. En este mundo, Hal Elrod es un faro que nos guía hacia un futuro más brillante. Abracen la sabiduría de este texto sagrado y liberen su verdadero potencial. Dejen que transforme su vida como ha transformado la mía».

Drew Canole, padre, y fundador y CEO de Organifi

«*Mañanas milagrosas* es un libro importante porque nuestras mañanas también lo son, aunque no siempre de la misma forma. Hal ha analizado la ciencia, ha hecho sus propios descubrimientos y ha trabajado en formas de mejorar el sueño, lo que comparte con nosotros en esta formidable versión actualizada. Como experto en temas de sueño, lo considero un paso definitivo para mejorar la salud de todo el mundo. Me emociona especialmente la nueva sección para elevar la consciencia mañana a mañana. Así es como los sueños se hacen realidad, y yo, en tanto que Sleep Doctor, debería saberlo».

Dr. Michael J. Breus, fundador de thesleepdoctor.com

«Lo mejor que uno puede hacer después de conocer personalmente a Hal Elrod es leer uno de sus libros. Leer *Mañanas milagrosas* es como tener a Hal a nuestro lado ayudándonos a transformar nuestra vida».

Codie Sanchez, fundadora de Contrarian Thinking

«*Mañanas milagrosas* nos prepara para alcanzar el éxito en todos los aspectos de nuestra vida, ofreciéndonos un marco simple y demostrado para el desarrollo personal, incluso para aquellos a los que no les gusta madrugar».

Dan Martell, autor del *bestseller Buy Back Your Time* [Recupera tu tiempo], de *The Wall Street Journal*

«Desde que leí este libro, incluí en mi rutina matutina todas las enseñanzas de Hal. *Mañanas milagrosas* ha sido una herramienta realmente transformadora para mí. Todo lo que necesitas está en este libro. Lo mejor de tu vida está por llegar».

Mike Michalowicz, autor de los *bestsellers La ganancia es primero* y *All In* [Con todo]

«Las Mañanas Milagrosas fueron determinantes para que me gustara mi vida, me sintiera realizado y desarrollara todo mi potencial, además de adquirir consciencia de mí mismo y desarrollar todo mi talento. Empezando mi día así he creado mayor abundancia y he gestionado algunas de las circunstancias y los momentos más complicados. Ahora mi vida es más rica gracias a *Mañanas milagrosas*».

Garrett Gunderson, autor de *bestsellers* de *The New York Times* y de *The Wall Street Journal*

«Los millones de personas que ya transformaron su vida tras leer *Mañanas milagrosas* demuestran que nuestra vida puede cambiarse fácilmente si modificamos la forma en que empezamos cada día. Todo lo que Hal hace marca un antes y un después porque su corazón rebosa bondad».

Cathy Heller, autora del *bestseller Don't Keep Your Day Job* [Deja tu trabajo diurno] y locutora del *The Cathy Heller Podcast*

«Siempre me consideré un ave nocturna, por lo que la idea de crear una rutina matutina no me atraía y ni siquiera me parecía una opción. Las cosas me iban bien con mi horario, ¿por qué cambiar algo que ya funcionaba? Pero no paraba de oír lo valiosas que eran las rutinas matutinas para el éxito profesional y la vida personal de la gente. Así que decidí darles una oportunidad a las Mañanas Milagrosas. Llevo ya varios años practicándolas y he experimentado cambios positivos brutales en mi capacidad de concentración, en mi humor y en mi energía para sacar el día adelante».

Pat Flynn, autor del *bestseller Will It Fly?* [¿Volará?], de *The Wall Street Journal*, y locutor del pódcast *Smart Passive Income*

«Hal ha ayudado a millones de personas con *Mañanas milagrosas*. No solo provocó cambios en aquellos que lo han leído, sino que su impacto se multiplicó cuando los demás vieron los efectos positivos que tenía en sus lectores. Este libro ayudará a que alcances la mejor versión de ti y a que tus seres queridos y a aquellos para los que eres un ejemplo hagan lo mismo».

Cameron Herold, autor de *Vivid Vision* [Visión clara] y *The Second In Command* [El segundo de a bordo] y coautor de *The Miracle Morning for Entrepreneurs* [Mañanas milagrosas para emprendedores]

«Hal Elrod tuvo que enfrentar a obstáculos que parecían insuperables. Pero, aun así, encontró la manera de superarlos todos y lograr objetivos extraordinarios. En *Mañanas milagrosas* aprenderás a superar TUS retos y a lograr todo lo que desees en la vida».

Vasavi Kumar, profesional del doblaje y autora de *Say It Out Loud* [Dilo en voz alta]

«Si observamos a las personas con más éxito del mundo, veremos que una de las claves de su éxito radica en el hecho de que empiezan el día con una rutina estructurada. *Mañanas milagrosas* te permitirá hacer lo mismo, aunque nunca te haya gustado madrugar».

Rob Dial, locutor del pódcast *The Mindset Mentor* y autor de *Level Up* [Sube de nivel]

«¡Dios mío! Si quieres mejorar tu vida, este libro es imprescindible. Hal hace un trabajo magistral definiendo las bases de la rutina matutina ideal y demuestra a sus lectores hasta qué punto es fácil adoptarla. Para mí, marcó un antes y un después, y estoy convencido de que también lo marcará para ti».

David Nurse, especialista de renombre mundial en temas de consciencia, autor *bestseller* de *The Wall Street Journal*, orador calificado como Top 50 (Real Leaders)

«No soy madrugador, pero *Mañanas milagrosas* me dio las herramientas que me faltaban para mejorar mi vida mejorando mis mañanas. Lee el libro... incluso si odias las mañanas».

Ryan Deiss, emprendedor, inversor y fundador de tres empresas Inc. 5000, entre ellas, digitalmarketer.com y The Scalable Company

«¿Quieres activar tu potencial heroico y levantarte cada mañana preparado para convertir tu DÍA en una obra maestra? Hal Elrod es EL guía que te ayudará a conseguirlo. La versión original de *Mañanas milagrosas* de Hal cambió mi vida e inspiró mi carrera profundamente. Esta edición actualizada y ampliada es incluso más potente. Compra este libro. Léelo. Aplica los conocimientos que te brinda. Y empieza a cambiar tu vida a partir de mañana por la mañana».

Brian Johnson, fundador y CEO de Heroic, autor de *ARETÉ: Activate Your Heroic Potential* [ARETÉ: Activa tu potencial heroico]

«A medida que crecía, me embargaba una ambición cada vez mayor, pero mis resultados en la escuela eran insuficientes. Así que constantemente buscaba maneras de hacerlo mejor. A pesar de algún éxito de vez en cuando, seguí intentando mejorar personalmente sin descanso. Ahora, *Mañanas milagrosas* es uno de los pocos libros que releo periódicamente si detecto que me desvío de lo planeado, como todos hacemos alguna que otra vez, para recordarme qué debo hacer para llegar adonde quiero».

Dan Caldwell, cofundador de la marca de deporte de combate TapouT, locutor de *The Pretty and Punk Podcast*

«*Mañanas milagrosas* nos brinda LA FÓRMULA para crear una vida milagrosa. Llevo más de doce años compartiendo el potente ritual matutino de Hal con mis estudiantes de todo el mundo. Me encantan los S.A.L.V.A.viD.as, que se convirtieron en las herramientas que me permitieron hacer mis sueños realidad. Lee el libro, pon en práctica lo aprendido y mira cómo tus sueños empiezan a manifestarse. *Mañanas milagrosas* es un regalo infinito».

Dashama, fundadora de Flow State Institute y Bright Mind Foundation, autora de *Journey to Joyful* [Viaje a la felicidad] y creadora del 30-Day Yoga Challenge™

«Cada vez que tengo oportunidad de salir con Hal y con su familia, recuerdo que tener una vida feliz, satisfactoria y plena no es algo que simplemente pase. Si estás preparado para crear este tipo de vida, *Mañanas milagrosas* es una guía maestra que te enseñará cómo lograrlo».

JP Sears, marido, padre, autor y humorista

«Este podría ser el libro más importante que hayas leído nunca, porque te prepara para salir a ganar cada día y, así, crear una vida extraordinaria, mañana a mañana y día a día».

Jairek Robbins, autor de *Live It!* [¡Vívelo!] y galardonado *coach* de alto rendimiento

«Tomando este libro e implementando lo que compone una Mañana Milagrosa de las que Hal Elrod presenta con tanta elocuencia, podrías cambiar tu vida por completo. Las Mañanas Milagrosas no solo son una manera esencial y brillante de empezar el día, también son el principio de una vida y de un *yo* completamente nuevos».

Mark Groves, fundador de *Create the Love* y coautor de *Liberated Love* [Amor sin cadenas]

Dedicado a Ursula, mi mujer para toda la vida, mi musa y la persona más maravillosa que conozco.

Para Sophia y Halsten, son las mayores bendiciones de mi vida y ser su padre lo es todo para mí.

ÍNDICE

PRÓLOGO

Hal Elrod es un genio, y su libro *Mañanas milagrosas* ha sido algo mágico en mi vida.

Llevo desde 1973 en el movimiento del potencial humano y el desarrollo personal. En ese momento hice mi primera formación EST (Erhard Seminar Training) y vi un mundo nuevo, lleno de posibilidades. Desde entonces he estudiado religiones, oración, meditación, yoga, afirmación, visualización y PNL (programación neurolingüística). He caminado sobre el fuego y explorado otras filosofías *no convencionales*, algunas demasiado *extravagantes* como para mencionarlas.

Lo que Hal hizo con su acrónimo S.A.L.V.A.viD.as fue tomar las mejores prácticas de desarrollo de la consciencia humana, desarrolladas a lo largo de los siglos, y condensar las mejores de las mejores en un ritual matutino diario. Un ritual que ahora forma parte de mi día.

Muchas personas practican alguno de los S.A.L.V.A.viD.as a diario. Por ejemplo, muchas personas hacen la D, practican deporte cada mañana. Otras hacen la S de *silencio* o meditación, o la A de *anotar*, escribiendo en un diario cada mañana. Pero hasta que Hal no empaquetó los S.A.L.V.A.viD.as, nadie llevaba a cabo las seis mejores prácticas ancestrales cada mañana.

Mañanas milagrosas es perfecto para personas muy ocupadas y con mucho éxito. Practicar los S.A.L.V.A.viD.as cada mañana es como echarme gasolina para cohetes en el cuerpo, la mente y el alma... antes de empezar el día, cada día.

Tal y como solía decir mi adinerado padre, «Siempre puedo ganar un dólar más, pero no un día más». Si quieres maximizar cada día de tu vida, lee *Mañanas milagrosas.*

ROBERT KIYOSAKI

Robert Kiyosaki es el autor del bestseller *número 1 de finanzas personales de todos los tiempos —según* The New York Times— Padre rico, padre pobre *y es el fundador de la empresa Rich Dad Company, dedicada a la educación financiera*

¿QUÉ HAY DE NUEVO?

Mejoras sustanciales de esta edición extendida

Cuando en 2008, durante la crisis, tomé la decisión de crear un ritual matutino, lo hice porque estaba desesperado. Había perdido más de la mitad de mis ingresos y atravesaba dificultades en casi todos los aspectos de mi vida. Aunque nunca había sido una «persona madrugadora» y nunca habría imaginado que llegaría a serlo, combiné las seis prácticas de desarrollo personal más atemporales y demostradas en un intento de darle la vuelta a mi vida. No me pasó por la cabeza que un día podría llegar a convertirse en un libro y mucho menos que ayudaría a millones de personas a transformar su vida.

Llevo quince años consecutivos practicando el ritual matutino de seis pasos, que enseño en este libro, en un promedio de seis a siete días por semana (yo prefiero que sean siete, pero, cada semana, mi mujer se empeña en hacer que nos acostemos muy tarde después de nuestras citas). También llevo más de una década teniendo la suerte de poder interactuar con los miembros de la Comunidad de las Mañanas Milagrosas y aprendiendo de ellos. Como estoy ligeramente obsesionado con optimizar casi todos los aspectos de mi vida, aprendí muchísimas cosas desde que escribí el libro original y las incorporé en esta edición.

También leí y evalué la gran mayoría de las más de 50 000 reseñas del libro que hay en internet, en plataformas como Amazon, Audible y Goodreads, buscando temas en común. Siempre he querido entender qué aspectos interpelan más a los lectores y cuáles no tanto para poder abordar esas cuestiones y hacer mejoras.

Como resultado de mi evolución personal, así como de los comentarios y las peticiones de los lectores y de las personas que practican las Mañanas Milagrosas, hice revisiones sustanciales de cada capítulo y de casi cada página de este libro. Además, me centré en responder preguntas que la gente se planteaba después de leer la versión original del libro e implementar la práctica, como, por ejemplo:

- ¿Qué pasa si nunca he sido una persona *madrugadora* y no creo que pueda llegar a serlo?
- ¿Qué pasa si llevo ya bastante tiempo practicando las Mañanas Milagrosas y empiezo a sentirme estancado? ¿Qué puedo hacer para que vuelva a emocionarme?
- ¿Qué pasa si no estoy motivado y me siento ya tan agobiado que no puedo ni imaginarme añadiendo algo más a mi vida/agenda?
- ¿Cómo puedo utilizar las Mañanas Milagrosas para alcanzar mis objetivos concretos o para superar retos complicados a los que me tengo que enfrentar?

También incluí dos capítulos nuevos que no se habían publicado antes: «Capítulo 11: Noches Milagrosas» y «Capítulo 12: Vidas Milagrosas».

«Noches Milagrosas» te ofrecerá un plan integral, paso a paso, para establecer un ritual de noche diseñado para ayudarte a conciliar el sueño sintiéndote verdaderamente agradecido, feliz y en paz, especialmente cuando la vida es difícil y te sientes estresado y abrumado.

«Vidas Milagrosas» te enseñará a elevar tu consciencia a un estado de libertad interior para que puedas tomar las riendas proactivamente de cómo te sientes y experimentes cada momento de tu vida independientemente de tus circunstancias, y especialmente cuando la vida resulta complicada.

Tanto si eres nuevo en el mundo de las Mañanas Milagrosas como si ya leíste el libro original (incluso si lo has leído varias veces), escribí esta edición actualizada y extendida para satisfacer las necesidades y superar las expectativas de los lectores en todos los niveles. Espero que esta nueva versión y las historias y lecciones que incluí aquí te permitan amar la vida que tienes y crear la vida más extraordinaria que puedas imaginar. Es lo mínimo que te mereces.

UNA NUEVA MISIÓN DE LAS MAÑANAS MILAGROSAS: ELEVAR LA CONSCIENCIA DE LA HUMANIDAD MAÑANA A MAÑANA Y PERSONA A PERSONA

Cuando autopubliqué *Mañanas Milagrosas*, el 12 de diciembre de 2012 (o el 12/12/12, una fecha que incluso yo, con daños cerebrales permanentes, no olvidaría), lo hice con la convicción de que tenía la responsabilidad de compartir con tantas personas como fuera posible la única rutina matutina que me había cambiado la vida. No tenía ni idea de cuántas personas serían, pero viendo el profundo impacto que estaba teniendo el libro y, más concretamente, la rutina de las Mañanas Milagrosas en la vida de la gente, mi sentido de responsabilidad creció. Me propuse una misión personal para el año siguiente: «cambiar la vida de un millón de personas, mañana a mañana».

Aunque *un millón* era una cifra un tanto arbitraria, me pareció significativo que fuera más allá de mi imaginación, más allá de lo que creía probable. Siendo un autor desconocido y autopublicado, no tenía ni idea de cómo llegar a un millón de personas. Pero pensé que esto me ofrecería un objetivo significativo para el que trabajar ese año y, seguramente, durante el resto de mi vida.

Así que el 12 de diciembre de 2012 me dispuse a cambiar un millón de vidas en el trascurso de los siguientes doce meses, e hice todo cuanto estaba en mis manos para lograrlo. Trabajé seis días a la semana e implementé todas las estrategias que se me ocurrían para compartir el libro con tantas personas como fuera posible. Me puse en contacto con cientos de creadores de pódcast, les rogué apasionadamente que me invitaran a sus programas y acordé más de ciento cincuenta entrevistas. Lancé mi propio pódcast, *Achieve Your Goals with Hal Elrod* [Alcanza tus objetivos con Hal Elrod] y grabé 52 episodios semanales. Di 36 conferencias en diferentes ciudades de Estados Unidos. Contraté a una persona para que se encargara de la publicidad y aparecí en 13 programas de televisión matutinos, tanto locales como nacionales. Me pasé infinitas horas cada día interactuando con lectores en las redes sociales y especialmente en el grupo de Facebook de la Comunidad de las Mañanas Milagrosas.

Realmente puse toda la carne en el asador para alcanzar mi objetivo de cambiar un millón de vidas, mañana a mañana. Sin embargo, al llegar al final del año había fracasado estrepitosamente. Había vendido poco más de 13 000 libros, así que me quedaban por vender 987 000 ejemplares (un 98.7 %) para alcanzar mi objetivo. Calculé que, a ese ritmo, tardaría 76.9 años en cumplir mi misión, y en ese momento tendría 110 años. Estaba profundamente desanimado.

Quedarse a un 98.7 % de alcanzar cualquier objetivo, especialmente cuando hiciste todo lo que estaba a tu alcance para lograrlo, es desalentador. Sin embargo, vi el impacto que había tenido el libro en la vida de aquellas 13 000 personas. Leí innumerables correos, comentarios y reseñas del libro que expresaban grandes resultados, incluyendo «las Mañanas Milagrosas salvaron mi matrimonio» y «me ayudaron a superar la depresión» y «practicar las Mañanas Milagrosas cada día me permitió darle la vuelta a mi situación económica». Así que decidí que, a pesar de no haber llegado a mi objetivo del año, seguía teniendo la responsabilidad de continuar compartiendo las Mañanas Milagrosas el tiempo necesario para poder cumplir mi misión.

Me siento agradecido por el hecho de no haber tardado 76.9 años en lograrlo y en tener una influencia positiva en un millón de vidas. Necesité un poco más de seis años de fe inquebrantable y esfuerzo extraordinario para conseguir que el libro llegara a manos de más de un millón de personas. Durante ese tiempo, Mañanas Milagrosas se convirtió en un movimiento mundial, ya que la gente experimentaba profundas transformaciones personales y compartía sus experiencias con los demás. Esto conllevó que el manuscrito se tradujera y publicara en 37 idiomas y lo leyeran más de dos millones de personas de más de cien países.

La misión que empezó queriendo cambiar un millón de vidas, mañana a mañana, evolucionó hasta convertirse en algo mucho más significativo e imperativo para el futuro de la humanidad, y ya no es solo mío. Ha quedado patente que cuando dedicamos tiempo a una práctica diaria de las Mañanas Milagrosas, elevamos nuestra consciencia ganando sensibilidad e intencionalidad acerca de cómo nuestros pensamientos, palabras y acciones tienen un impacto en nuestra vida y en la de todas aquellas personas con las que interactuamos. Si cada uno de nosotros eleva su propia consciencia, elevaremos colectivamente la consciencia de la humanidad, mañana a mañana. Por tanto, el impacto colectivo de millones de practicantes de las Mañanas Milagrosas está afectando significativamente a la vida de decenas de millones, y, pronto, de cientos de millones de personas.

Ahora, más que nunca, debemos recordar que todos somos miembros de la familia humana y que tenemos infinitamente más cosas en común que las diferencias percibidas a las que se aferran demasiadas personas. Como parte de mi familia, te quiero y valoro mucho más de lo que piensas. Estoy profundamente agradecido de compartir esta misión contigo en este momento único de la historia de la humanidad. La humanidad nos necesita. Hagamos que cada mañana valga la pena.

UNA NOTA PARA TI

Cómo este libro te cambiará la vida

Lo más probable es que no nos hayamos conocido nunca y desde luego no sé cómo es tu vida ahora mismo. Puede que estés viviendo niveles de éxito y plenitud extraordinarios. O puede que estés pasando por uno de los momentos más complicados de tu vida. No tengo ni idea.

Y, sin embargo, creo que podemos estar bastante convencidos de que al menos tenemos algunas cosas en común. Seguramente más que unas pocas, pero nos darán unos puntos en común con los que empezar. En primer lugar, queremos mejorar nuestra vida y queremos mejorarnos a nosotros. Con esto no quiero decir que haya nada malo en nosotros o en nuestra vida, pero, como seres humanos, nacimos con el deseo innato de querer crecer y mejorar continuamente. Creo que está en todos nosotros. Y, aun así, la mayoría de nosotros se despierta cada día y la vida sigue siendo más o menos la misma. La vida sigue siendo la misma porque nosotros seguimos siendo los mismos. Tal y como descubrirás en las páginas siguientes, la manera más fácil de transformar tu vida es dedicando primero tiempo a transformarte a ti mismo. A medida que mejoras, día a día, mañana a mañana, tu vida mejora inevitablemente.

En segundo lugar, a lo largo de la vida tuvimos que enfrentarnos a adversidades y es de esperar que en el futuro tendremos que seguir haciéndolo. La vida puede ser difícil, injusta, dolorosa y traspasar los límites hasta llegar a resultar totalmente insoportable. Sin embargo, si somos capaces de mantener la perspectiva de que cada adversidad a la que nos enfrentamos es una oportunidad para aprender, crecer y convertirnos en mejores personas de lo que hemos sido nunca, entonces, cuanto mayor sea nuestra adversidad, mayor será nuestro destino.

Si haces un inventario de tus experiencias pasadas, puede que te des cuenta de que, al final, las cosas suelen acabar yendo como tenían que ir. Y a veces acaban saliendo incluso mejor de lo que podríamos haber imaginado. Piensa en cualquier reto con el que te hayas encontrado y que, en ese momento, te pareciera insuperable o insoportable. Piensa en algo: una ruptura, el final de un contrato de trabajo, la muerte de una persona querida o cualquier otra cosa que te provocara un dolor mental, emocional o físico excesivo. ¿Verdad que siempre has salido adelante? No hablo de lo que estés soportando ahora mismo (aunque seguramente acabará saliendo bien, también, y seguramente mejor de lo que imaginabas). Hablo de todas y cada una de las experiencias difíciles por las que has pasado a lo largo de tu vida. Tienes un historial de haberlas superado todas, el cien por cien, lo cual es un indicador bastante bueno de que serás capaz de superar todas las adversidades que te lleguen en el futuro.

Por eso, por muy desesperanzadores que nos parezcan algunos aspectos de nuestra vida, tenemos que recordar que las circunstancias siempre cambian y que podemos lidiar con cualquier reto que se nos presente. Para hacerlo, debemos estar dispuestos a hacernos responsables de cada aspecto de nuestra vida de ahora en adelante y negarnos a ceder el poder culpando a otra persona. Aunque la culpa pueda ser útil para determinar quién es el culpable de algo, solo cuando estamos dispuestos a aceptar la responsabilidad de todo lo que nos pasa en la vida podemos aprovechar nuestra habilidad de cambiar o crear algo en nuestra vida.

Estés donde estés ahora en tu vida, es temporal y es exactamente donde tienes que estar. Llegaste a este momento para aprender lo que tenías que aprender para convertirte en la persona que necesitas ser para crear la vida que realmente quieres. Incluso cuando la vida es difícil o parece que no queda ninguna esperanza, el presente siempre es una oportunidad para aprender, crecer y llegar a ser mejores de lo que éramos.

Estás escribiendo la historia de tu vida y no existe ninguna buena historia sin un héroe o una heroína superando una buena cantidad de desafíos. De hecho, cuanto mayores son los desafíos, mejor es la historia. Como no hay restricciones ni límites acerca de adónde va tu historia a partir de aquí, ¿de qué quieres que trate tu próximo capítulo?

La buena noticia es que tienes la capacidad de cambiar, o crear, lo que quieras de tu vida, empezando ahora. No digo que no tengas que esforzarte, pero puedes comenzar el proceso de inmediato dedicándole tiempo cada día al desarrollo de las habilidades que necesitas para hacerlo. Y de eso trata el libro, te da una práctica diaria que te garantizará que te convertirás en la persona que tienes que ser para crear y vivir todo lo que siempre has querido en la vida. Alégrate, porque hay muy pocos límites sobre lo que será posible para ti.

Si te encuentras en medio de la adversidad, tanto si es personal o profesional, mental, emocional, física, económica, relacional o relativa a cualquier otro aspecto, quiero que sepas que las Mañanas Milagrosas han permitido que personas de todo tipo superen desafíos aparentemente insalvables, que alcancen logros colosales y que den la vuelta a sus circunstancias, a menudo en muy poco tiempo.

Un ejemplo ilustrador es el de Keith Minick, un exdirector de operaciones comerciales en Turner Broadcasting System. Tras la muerte de su hijo sufrió una depresión de más de un año y dice que su primerísima Mañana Milagrosa lo cambió todo. Voy a dejar que Keith lo explique con sus propias palabras:

> En mayo de 2012, mi hijo, Everett, falleció tras vivir tres cortas, pero tremendamente impactantes, horas. Fue lo más duro por lo que pasé en mi vida. Entre su muerte y la insatisfacción en el trabajo, acabé sumido en una depresión. No parecía que pudiera avanzar en la vida ni que pudiera dejar de sentirme deprimido. Y no era porque no lo intentara; leí muchos de los libros de autoayuda más conocidos que había en el mercado, pero nada me convenció hasta que encontré las Mañanas Milagrosas.
>
> Escuché a Hal Elrod en un pódcast y me intrigó al instante. Compré el libro y lo leí en tan solo un día. Y el día siguiente me cambió la vida para siempre. Puse el despertador, salí de la cama y empecé con los S.A.L.V.A.viD.as. Noté cambios inmediatos en mi psicología, mi fisiología y mi salud mental. Asumí la responsabilidad de la situación en la que me encontraba y me marqué un camino y un proceso para alcanzar la vida que quería, lo cual reafirmaba en mi tablero de visión y en las afirmaciones cada día. Desde que empecé las Mañanas Milagrosas, dejé mi trabajo en Turner, empecé dos negocios, vendí uno y realmente estoy viviendo mi mejor vida.
>
> Llevo casi una década practicando las Mañanas Milagrosas. Los S.A.L.V.A.viD.as siguen siendo una parte esencial de mi vida. Un factor fundamental de mi éxito ha sido implementar, mantener y desarrollar mi rutina. Animo a cualquier persona que quiera alcanzar algún logro, que esté pasando por una depresión o que esté intentando avanzar en su vida a que lea e implemente los S.A.L.V.A.viD.as.

La historia de Keith es un ejemplo real de lo rápido que te puede cambiar la vida y de cómo, incluso una década más tarde, puedes seguir evolucionando para ser la mejor versión de ti.

Si, por el contrario, ya gozas de niveles de éxito significativos, las Mañanas Milagrosas han demostrado ayudar a los grandes triunfadores a llegar a ese *siguiente nivel* difícil de alcanzar y a llevar sus resultados personales y profesionales un paso más allá de lo que lograron en el pasado. Aunque puede que tu siguiente nivel incluya aumentar tus ingresos, avanzar en tu carrera profesional o hacer crecer tu negocio, el progreso a veces tiene más que ver con descubrir nuevas maneras de experimentar niveles más profundos de satisfacción y equilibrio en los campos más importantes de tu vida, que puede que hayas ignorado hasta este momento. Esto puede implicar hacer mejoras significativas en tu salud física o mental, tu felicidad, relaciones, espiritualidad o cualquier otra prioridad.

Tanto si quieres notar grandes mejoras en solo algunos campos clave como si estás preparado para una renovación completa que transforme tu vida radicalmente, para que tu situación actual se convierta pronto en un simple recuerdo de cómo solían ser las cosas, elegiste el libro adecuado. Estás a punto de embarcarte en un viaje milagroso, utilizando un proceso revolucionario conformado por seis hábitos diarios que te garantizan que mejorarás cualquier aspecto de tu vida (o todos ellos).

Soy consciente de que son grandes promesas, pero lo puedo decir con convicción porque leí miles de cartas y reseñas de lectores que me dijeron que, tras leer este libro y poner en práctica lo que aprendieron, su vida se transformó significativamente y, a menudo, en poco tiempo. Ha funcionado para todo tipo de personas, independientemente de su edad, raza, género, ubicación, circunstancias e incluso estatus socioeconómico. Estoy convencido de que puede ser lo que te permita hacer los cambios que habías querido experimentar en tu vida.

Te animo a leer unos fragmentos de algunas de las cartas que he recibido para que te hagas una idea de lo que es posible para ti. Se trata de historias reales de personas como tú y como yo, que leyeron este libro y utilizaron la rutina de las Mañanas Milagrosas para transformar su vida.

> «Encontrar las Mañanas Milagrosas es una de las mejores cosas que me han pasado en la vida. Llevo casi doce meses dedicada a su práctica. Antes de leer el libro, no estaba en forma y estaba perdiendo fuerza por momentos, era infeliz, indisciplinada, y no vivía de acuerdo con mis valores. Sentía que la mayor parte de mi vida estaba mal. Lloraba casi cada día. Y entonces encontré las Mañanas Milagrosas. Qué bendición.

Empecé el viaje positivo. Doce meses más tarde me siento en forma, estoy fuerte, siento que tengo un propósito, estoy centrada, presente y mucho más feliz. Como madre de tres hijas adolescentes y propietaria de dos pequeños negocios (que gestionamos mi marido y yo), estoy muy ocupada. La rutina de las Mañanas Milagrosas me ayuda a mantenerme concentrada y a no perder el ritmo. Una de las mejores cosas de las Mañanas Milagrosas es la comunidad. Tengo la sensación de que finalmente encontré mi tribu, personas apasionadas por el aprendizaje constante y la superación personal. Te estoy muy agradecida, Hal».

Katrina Kelly (1 año practicando las Mañanas Milagrosas)

«Mi esposa, Yatra, y yo empezamos a practicar las Mañanas Milagrosas en diciembre de 2016. Ambos estábamos pasando por una de las transiciones más duras de nuestra vida y habíamos tocado fondo. Habíamos cerrado nuestro restaurante, Yarta se quedó sin trabajo mientras estaba de baja por maternidad, y por primera vez estábamos los dos en el paro con una montaña de deudas. Empezamos la rutina de los S.A.L.V.A.viD.as y en pocas semanas empezamos a ver los resultados. Teníamos una mentalidad más positiva y se nos empezaron a presentar nuevas oportunidades, tanto personales como profesionales. Las Mañanas Milagrosas nos cambiaron la vida y nos sacaron del pozo en el que estábamos, y ¡siempre te lo agradeceré, Hal! Soy padre de tres niños, tengo una esposa preciosa desde hace catorce años ¡y actualmente dirijo un negocio próspero y en crecimiento!».

Christopher Moscarino (5 años practicando las Mañanas Milagrosas)

«Soy agente inmobiliaria, estoy casada y soy madre de tres hijos. Mi mayor dificultad era reservarme tiempo para mí. Me faltaba equilibrio y autocuidado en la vida. Sacaba tiempo de donde fuera para todo y para todo el mundo, pero no para mi propia salud mental. Las Mañanas Milagrosas cambiaron mi vida y mi negocio en los primeros seis meses, hasta el punto de que dupliqué mis ingresos. Esta rutina matutina me cambió a mí y mi perspectiva diaria porque me permitía tener el tiempo necesario para empezar el día con un propósito. Por primera vez desde que era adolescente, yo era el centro de mis mañanas, y no mis hijos ni mi trabajo. Este cambio de perspectiva lo transformó todo. Le he regalado el libro a más de quince personas, cada vez que me preguntan: "Pero ¿cómo lo haces? ¿Cuál es tu secreto?". Las Mañanas Milagrosas, este es mi secreto. Es la base de mi rutina diaria. Tengo la sensación de que por fin encontré la clave para vivir una vida equilibrada. Gracias, Hal».

Maria Rita Velez (2 años practicando las Mañanas Milagrosas)

«Llevo poco más de cuatro años practicando las Mañanas Milagrosas. A lo largo de este tiempo he logrado muchas cosas en el ámbito profesional, pero una de las cosas más importantes para mí es reciente y más personal. Dos personas con las que tengo una relación muy cercana han estado batallando con problemas de ansiedad y depresión, una de ellas con pensamientos suicidas. Esto me hizo entrar en una espiral de culpa, en la que me autoculpaba, y yo también padecí una ligera depresión. Gracias a la Comunidad de las Mañanas Milagrosas, a la práctica y al apoyo de mi rutina matutina, fui capaz de recuperar rápidamente una buena salud mental y de estar allí para aquellas personas a las que tanto quería y ayudarlas a superarlo. Sé que mientras me mantenga constante y comprometido con la rutina de los S.A.L.V.A.viD.as, me mantendré fuerte para apoyar a mis seres queridos en momentos difíciles. Hal Elrod, gracias por todo lo que has hecho con las Mañanas Milagrosas. Estás marcando la diferencia que el mundo necesita».

Rob Stein (4 años practicando las Mañanas Milagrosas)

«Las Mañanas Milagrosas le dieron un propósito al inicio de mi día. Me proporcionaron las herramientas para priorizar un tiempo para mí antes de que mi hijo y mi marido se despierten. Como emprendedora, aumenté mi productividad y rentabilidad a través del simple pero potente hábito de las Mañanas Milagrosas. También me permitió dejar de fumar después de más de veinticinco años. En general, mi vida es mejor y siento un mayor equilibrio».

Jennifer Cooper (3 años practicando las Mañanas Milagrosas)

Las experiencias de estos lectores no son únicas y se han convertido en la norma para cualquier persona que practica las Mañanas Milagrosas. Son la prueba de lo que es posible para ti si te comprometes a leer este libro, de principio a fin, y a implementar los pasos que contiene.

Te invito a parar un momento y respirar profundamente, porque vamos a embarcarnos juntos en este viaje en el que te invito a que conectes con tu deseo e impulso humano innato para crear la vida más gratificante que puedas imaginar. Hablo de una vida en la que estés realmente en paz, genuinamente feliz y creando activamente el impacto que quieres tener en el mundo. Esta vida está siempre disponible para ti, simplemente espera a que despiertes todo tu potencial para que puedas alcanzarla. Este libro te enseña cómo hacerlo.

Con amor y gratitud,

HAL

UNA INVITACIÓN ESPECIAL

La Comunidad de las Mañanas Milagrosas

Millones de personas con mentalidades afines a la tuya, de todo el mundo, que se despiertan cada día para alcanzar su potencial a la vez que ayudan a los demás a hacer lo mismo.

Si crees que, mientras lees este libro, te gustaría conectar con otras personas que practican las Mañanas Milagrosas y que tienen una mentalidad parecida a la tuya, y recibir su apoyo, tanto para plantear preguntas o, simplemente, para observar y aprender cómo enfocan ellas su práctica, te invito a unirte a la Comunidad de las Mañanas Milagrosas.

Lo que empezó siendo un grupo de Facebook formado por mis padres, cinco de mis amistades y yo, ha crecido hasta convertirse en una comunidad en línea con más de 300 000 miembros de más de cien países. Registrarse es gratis y, aunque encontrarás a muchas personas que están empezando su trayectoria con las Mañanas Milagrosas, también encontrarás a otras que llevan años practicando la rutina y que estarán encantadas de compartir sus consejos, ofrecerte su apoyo y orientarte para que aceleres tu éxito.

Como autor de *Mañanas milagrosas*, quería crear un espacio en el que pudiéramos juntarnos y conectar, plantear preguntas, compartir buenas prácticas, apoyarnos mutuamente, hablar del libro, publicar videos, encontrar tándems e incluso intercambiar recetas de licuados y rutinas de ejercicio. Nunca me habría imaginado que la Comunidad de las Mañanas Milagrosas se convertiría en una de las comunidades en línea más positivas, comprometidas y alentadoras del mundo, pero ¡así es!

Puedes empezar a conectar con otros practicantes de las Mañanas Milagrosas. Simplemente visita miraclemorningcommunity.com y pide unirte al grupo. Yo entro regularmente (casi a diario), publico contenido y reacciono a los comentarios, ¡así que tengo ganas de verte por allí!

RECURSOS DE LA COMUNIDAD DE LAS MAÑANAS MILAGROSAS: LA APLICACIÓN Y LA PELÍCULA

Hay dos recursos adicionales (y ambos son gratuitos) que te pueden ayudar ahora que empiezas tu viaje de las Mañanas Milagrosas: la aplicación de la rutina de las Mañanas Milagrosas y la película *Mañanas milagrosas*.

El recurso que más me han pedido los miembros de la Comunidad de las Mañanas Milagrosas ha sido una aplicación para hacer un seguimiento de sus Mañanas Milagrosas y ayudarlos a rendir cuentas y ser más constantes. Las funciones adicionales incluyen un diario integrado con palabras claves que te animan a escribir, un creador de afirmaciones, temporizadores personalizables y pistas de audio opcionales que te guían por los S.A.L.V.A.viD.as (silencio, afirmaciones, lectura, visualización, anotar, deporte) para que puedas completar tus Mañanas Milagrosas pinchando simplemente el botón de «Play» y siguiendo la voz. La aplicación está disponible tanto para iPhone como para Android en <miraclemorning.com/app>.

Rodada en el trascurso de seis años, la película *Mañanas milagrosas* es un largometraje documental inspirador que va más allá del libro y te muestra cómo la gente está transformando su vida mañana a mañana. También te abre las puertas de los hogares de autores, doctores, científicos, emprendedores y deportistas profesionales de renombre mundial para que veas cómo empiezan el día estas personas tan productivas. Además, te traslada a uno de los momentos más difíciles de mi vida. Inesperadamente, dos años después de iniciar el rodaje, me diagnosticaron una forma poco común de cáncer y me dijeron que tenía un 30% de posibilidades de sobrevivir. Nuestro director siguió rodando para capturar mi mentalidad y el enfoque holístico que utilicé para afrontar el cáncer, con la esperanza de que pudiera inspirar a otras personas que estuvieran luchando contra el cáncer o que estuvieran atravesando una situación similar. Puedes ver la versión extendida del tráiler y acceder a la película completa en miraclemorning.com/movie.

Hasta la fecha, la aplicación tiene una valoración de 4.9 de 5 estrellas y la película tiene una puntuación de 4.6 de 5 estrellas, ¡así que espero que estos recursos gratuitos te resulten tan útiles como lo han sido para otras personas!

¡Te doy la bienvenida a la Comunidad de las Mañanas Milagrosas!

Hay dos formas de ver la vida: una es creer que no existen milagros, la otra es creer que todo es un milagro.

Albert Einstein

Los milagros no se producen en contra de la naturaleza, sino en contra de lo que conocemos de ella.

San Agustín

Cada mañana volvemos a nacer. Lo que hagamos hoy será lo más importante de todo.

Buda

INTRODUCCIÓN

Cómo convertir adversidades en oportunidades

El 3 de diciembre de 1999, me iba bien en la vida. En realidad, me iba muy bien. Tenía 20 años y había terminado el primer año de universidad. Había dedicado los últimos 18 meses a una carrera profesional poco habitual y me había convertido en uno de los mejores vendedores de una empresa internacional de cuchillería, Cutco. Gracias al apoyo combinado de un mentor y de mi familia, había batido varios récords de la empresa y ganaba mucho más dinero del que habría imaginado a esa edad.

También estaba enamorado de mi novia, una chica a la que adoraba, tenía una familia que me apoyaba y los mejores amigos que se podían pedir. Me sentía realmente afortunado.

Podría decirse que estaba en la cima del mundo y por eso no podría haber anticipado jamás que, esa misma noche, mi mundo se desmoronaría.

23:32 HORAS, A 115 KM/H POR LA AUTOPISTA 99 EN DIRECCIÓN SUR

Quizá fue mejor así, pero no recuerdo ver los faros dirigiéndose directamente hacia mi coche por la autopista. Lo que experimenté en los momentos previos al accidente sigue siendo un misterio para mí. De hecho, no tengo muy claro dónde acaban las historias que me contaron amistades y familiares y dónde empiezan mis recuerdos. Está todo un poco borroso. Los detalles que explicaré a continuación solo los conozco por el informe policial, hablar con testigos y revisar mi historial médico.

Era 3 de diciembre, una fría noche de invierno en el norte de California. Volvía a casa en coche después de haber dado un discurso en la conferencia de la división Nor Cal para Cutco. Había recibido mi primera ovación, con el público en pie, ¡y estaba en las nubes!

Conducía un Ford Mustang cuando de repente una gigantesca camioneta Chevy Silverado, con un conductor borracho al volante, cruzó la mediana de la autopista y chocó frontalmente contra mi coche a 130 km/h. Las carrocerías de nuestros dos vehículos colisionaron, chirriando y rechinando al retorcerse y romperse. En el interior del Mustang, las bolsas de aire explotaron con tal violencia que me dejaron inconsciente y con una conmoción cerebral. Mi cerebro, que aún viajaba a 115 kilómetros por hora, se estrelló contra la parte frontal del cráneo, lo que causó que se destruyera gran parte del tejido vital de mi lóbulo frontal. Pero lo peor estaba por venir.

El impacto de la colisión frontal desplazó mi coche e hizo que diera vueltas sin control en medio del tráfico. Un segundo vehículo, un Saturn Sedan que iba a 115 km/h, chocó contra mi puerta. La puerta se aplastó contra la parte izquierda de mi cuerpo y me rompió once huesos. El fémur, el hueso más grande del cuerpo humano, se me partió por la mitad con tanta fuerza que un extremo me atravesó como una lanza la piel del muslo y abrió un agujero en los pantalones negros de vestir que me había puesto para mi discurso. El húmero, oculto bajo mi bíceps izquierdo, sufrió algo parecido, se partió en dos mitades y una de ellas me perforó la piel. El codo izquierdo se me rompió en pedazos. Se me seccionó el nervio radial del antebrazo, lo cual cortó la comunicación entre mi cerebro y mi mano izquierda. Mi oreja izquierda estaba casi cortada, y se quedó unida a la cabeza por menos de tres centímetros de piel. La cuenca de mi ojo izquierdo quedó destrozada y dejó el globo ocular sin soporte. El armazón metálico del techo se hundió sobre mi cabeza y me abrió una V en el cráneo. Por último, mi pelvis tuvo la imposible tarea de separar la puerta del coche y la guantera central, pero no lo consiguió y se fracturó en tres partes.

Todo esto pasó en cuestión de segundos. Cuando el Mustang finalmente se detuvo, la luna llena brillaba iluminando la escena. Sangraba desde la cabeza hasta los enormes agujeros en el brazo y la pierna. Y estaba atrapado. La retorcida puerta del Mustang me presionaba firmemente el lateral izquierdo del cuerpo. Incapaz de soportar el inmenso dolor, en un proceso automático de autopreservación, mi cuerpo se apagó y entré en coma.

Mi mejor amigo, Jeremy, que había salido de la conferencia unos minutos más tarde que yo, llegó a la espantosa escena. Jeremy paró el coche en el camellón y corrió a ver qué me había pasado. Lo que me describió parecía sacado de una película de terror. Cuando se acercó al lateral de mi coche, me encontró aparentemente sin vida, con la cara destrozada y cubierta de sangre. Me gritó repetidamente, pero yo no respondía. Miró si tenía pulso, me dijo que aguantara y llamó al teléfono de emergencia.

SOLO SE VIVE... ¿DOS VECES?

Lo que sucedió a continuación fue mucho más que increíble, algo que algunos denominarían *milagro*. Llegaron los bomberos y las ambulancias y trabajaron con determinación para sacarme del coche a la vez que intentaban estabilizarme. Cada segundo contaba porque estaba perdiendo sangre. Después de cincuenta minutos intentando sacarme del vehículo, finalmente pudieron utilizar las herramientas hidráulicas para retirar el techo del coche y sacarme. Me estaba desangrando. Dejó de latirme el corazón. Dejé de respirar. Estaba clínicamente muerto.

Los paramédicos metieron a toda prisa mi cuerpo inerte en un helicóptero de rescate que había llegado para llevarme al hospital más cercano. Me colocaron una vía, me hicieron las maniobras de reanimación pulmonar y utilizaron un desfibrilador para administrar dosis de corriente eléctrica a mi corazón. Después de seis interminables minutos sin latidos, me devolvieron a la vida. La ardua batalla para sobrevivir apenas empezaba.

Me pasé seis días en coma en un estado crítico. Durante ese tiempo, volví a quedarme sin signos vitales dos veces más. Mis pobres padres no se separaron de mi lado, sintiéndose impotentes y temiendo lo peor mientras veían como luchaba por mi vida. Ya habían perdido a una hija. Cuando yo tenía 8 años, mi hermana pequeña, Amery, murió de un paro cardiaco con tan solo 18 meses. Después de perder a su hija menor, mis padres ahora se enfrentaban a la posibilidad de perderme a mí también, su primogénito.

Me operaron múltiples veces para reparar los huesos rotos fijándolos a barras de titanio, me insertaron tornillos en el codo y sustituyeron los huesos destrozados de la cuenca del ojo por placas de titanio. Cuando finalmente me desperté del coma y me contaron lo que había ocurrido, me enfrenté a una realidad inimaginable. Intentar procesar lo que me había pasado era, cuando menos, surrealista. Pero la noticia que tal vez me resultó más difícil de escuchar fue el pronóstico de los médicos cuando me dijeron que seguramente no volvería a caminar. Desde su punto de vista, me pasaría el resto de mi vida en una silla de ruedas.

Aceptar mis nuevas circunstancias era algo realmente incomprensible para mí. Sin embargo, todo lo que me había sucedido hasta ese momento estaba fuera de mi control, y me quedé con una elección inevitable. Es la única elección que cualquiera de nosotros tiene cuando nos enfrentamos a la adversidad: *¿cómo responderé?*

Aceptar mi nueva realidad no fue fácil. Que me dijeran que seguramente no volvería a caminar y visualizar cómo sería mi vida fue un proceso difícil. Las consecuencias de mi lesión cerebral (olvidar constantemente dónde estaba, lo que había pasado hacía cinco minutos o lo que decían de un momento a otro) eran igual de desalentadoras. Tampoco podía utilizar la mano izquierda y los médicos no sabían si recuperaría su movilidad. Luego estaba la cuenca del ojo fracturada, que me habían reparado y vendado, pero los médicos decían que, cuando me retiraran las vendas, era probable que me quedara permanentemente ciego de un ojo.

Por la noche, cuando las visitas se iban, era el momento más difícil para mí. Estaba tumbado, despierto, escuchando los pitidos de las máquinas que monitoreaban mis signos vitales, y me sentía asustado y abrumado por todo. *¿Pasaría el resto de mi vida en una silla de ruedas? ¿Me tendrían que cuidar otras personas? ¿Podría volver a vivir solo? ¿Podría seguir persiguiendo mis objetivos? ¿Por qué me había pasado a mí? No había hecho nada para merecer eso. ¡Era muy injusto!*

No obstante, no tardé en darme cuenta de que esta mentalidad victimista no me serviría y que no llegaría a ninguna parte autocompadeciéndome. La única elección lógica que tenía, que tenemos todos nosotros, era aceptar la realidad tal y como era, hacer las paces con lo que no podía cambiar, estar agradecido por lo que tenía y responsabilizarme de crear activamente la vida que quería, a pesar de mis circunstancias en aquel momento. Llegué a la conclusión de que, si los médicos estaban en lo cierto y me iba a pasar el resto de mi vida en una silla de ruedas, podía sentirme destrozado o podía elegir ser feliz. De una u otra manera, estaría en una silla de ruedas igualmente. Así que decidí que sería la persona más feliz y agradecida que jamás se hubiera visto en una silla de ruedas.

También decidí que no tenía por qué sucumbir pasivamente al pronóstico de que no volvería a caminar. *¿Y si los médicos se* *equivocan?* Aunque elegí estar en paz con el peor de los casos para que no tuviera ningún poder sobre mi estado mental y emocional, a la vez centré toda mi energía en crear los resultados que quería. Me visualizaba caminando. Imaginaba cómo el cuerpo se me curaba. Rezaba por tener fuerzas y para que llegara un milagro. Y funcionó. Fui a fisioterapia con mi silla de ruedas cada día ¡y proclamé a mi terapeuta con entusiasmo que volvería a caminar!

Después de tres semanas desafiantes y dolorosas de recuperación y rehabilitación, viviendo en el hospital, uno de los médicos entró en mi habitación con las radiografías rutinarias que había pedido el día anterior. Con un tono y una expresión perplejos, me explicó que mi cuerpo se estaba curando a una velocidad increíble y que creía que estaba preparado para dar mi primer paso. ¡Me quedé atónito! Incluso desde mi posición optimista, asumí que por lo menos tardaría entre seis meses y un año antes de poder caminar. Sin embargo, esa tarde di mi primer paso. Bueno, en realidad di tres.

Tardé siete semanas en reaprender a caminar antes de despedirme de la silla de ruedas y pasar a utilizar un bastón ortopédico de cuatro patas. También recuperé la visión del ojo izquierdo. Seguía sin poder utilizar la mano izquierda, y los médicos determinaron que no era mentalmente capaz de cuidarme yo solo, así que me dieron el alta y me dejaron al cuidado de mis padres. Aunque volver a casa de mis padres después de vivir por mi cuenta un par de años no era mi primera opción, dadas las circunstancias estaba más que agradecido de que pudieran y quisieran cuidarme. ¡Mi madre estaba encantada de volver a tenerme en casa!

Viviendo con mis padres y sin poder trabajar, tuve mucho tiempo para pensar. Reflexionaba acerca de cómo podría utilizar mi accidente de tráfico para ayudar a los demás. Cuando mi hermana pequeña Amery murió de un paro cardiaco a los 18 meses, mis padres convirtieron su dolor en propósito y transformaron nuestra tragedia familiar en guiar grupos de apoyo para otros padres y madres que habían perdido a sus hijos. Además, organizaron eventos para recaudar fondos para el hospital que trató de salvarle la vida a Amery. Su ejemplo me inspiró para plantearme cómo podía hacer yo algo parecido.

Un día, mientras mi padre me estaba llevando a fisioterapia, le aseguré que todo pasa por algún motivo, pero que nosotros somos los responsables de elegir el motivo. Le dije: «Papá, ¿te acuerdas de que, antes del accidente, te dije que me encanta hablar en los eventos de Cutco y que quiero ser un orador profesional?». Asintió con la cabeza. Él sabía que había estado escuchando a oradores profesionales como Jim Rohn y Tony Robbins y que quería ayudar a la gente como lo hacían ellos. «Bueno, hasta el accidente, realmente nunca había tenido nada que mereciera ser expresado en un discurso. O sea, tú y mamá han sido unos padres fantásticos, y tuve una vida bastante normal hasta el momento. Pero quizá por eso me pasó esto a mí, para poder superar mis adversidades y luego enseñar a los demás cómo superar las suyas».

Puede que fuera coincidencia, pero mi primera oportunidad se me presentó pocos meses más tarde, cuando me invitaron a compartir mi historia con los alumnos y el personal docente de mi *alma mater*, Yosemite High School, donde me había graduado hacía dos años. Esto inspiró a los alumnos y entendí de primera mano por qué mis padres eligieron convertir su adversidad en oportunidades para ayudar a los demás. Ahora me tocaba a mí hacer lo mismo.

Mi intención al compartir mi historia es darte un ejemplo real de lo que se puede superar y lograr y cómo puedes transformar tus adversidades en oportunidades, independientemente de cómo sea tu vida ahora mismo. Piensa que cualquier cosa que haya hecho cualquier otra persona es una prueba de lo que es posible para ti. *Eres tan merecedor y capaz de crear cualquier cosa que quieras en tu vida como cualquier otra persona en este planeta.* Te animo a volver a leer esta frase (en serio) y a considerar que es tan intrínsecamente cierta para ti como para cualquier otra persona. Y es cierta independientemente de lo que te hagan creer tus circunstancias pasadas o actuales porque lo que eres capaz de hacer (tu potencial) es realmente ilimitado. Este libro te dará una herramienta crucial para acceder a una mayor parte de tu potencial a diario.

TOMA UNA PLUMA

Antes de que sigas leyendo, por favor, tómate un momento para tomar una pluma o un lápiz para que puedas escribir en este libro. A medida que vayas leyendo, marca cualquier cosa que te parezca destacable y sobre la que quieras volver más adelante. Subraya, marca, resalta, dobla las esquinas de las páginas y anota en los márgenes para encontrar rápidamente las lecciones, ideas y estrategias más importantes que quieras releer. Prepárate para que este libro sea un recurso al que puedas volver una y otra vez.

¿Estás preparado?

Muy bien, ahora que tienes la pluma en la mano, ¡empecemos! El siguiente capítulo de tu vida está a punto de comenzar.

1
YA ES HORA DE DESPERTAR TODO TU POTENCIAL

> «La vida es demasiado corta» normalmente suena a frase hecha, pero en esta ocasión es cierto. No tenemos tiempo para ser desgraciados y mediocres. No es solo que no tenga sentido, es que resulta doloroso.
>
> SETH GODIN

> Tu pasado no es tu potencial. A cualquier hora puedes decidir liberar tu futuro.
>
> MARILYN FERGUSON

¿Por qué, cuando nace un bebé, nos referimos a él como «el milagro de la vida» y consideramos que tiene un potencial ilimitado, pero después aceptamos la mediocridad en nuestra propia vida? ¿En qué momento del camino perdemos de vista el milagro que estamos viviendo?

Al nacer, todo el mundo te aseguró que de mayor podrías hacer, tener y ser todo lo que quisieras. Y ahora que ya eres mayor, ¿haces, tienes y eres todo lo que siempre has querido? ¿O en algún punto del camino cambiaste la definición de *todo* y en ella incluiste conformarte con menos de lo que realmente quieres y de lo que eres capaz?

Una vez leí una estadística alarmante: el estadounidense medio tiene casi 10 kilos de sobrepeso, debe unos 10 000 dólares, se siente solo, no está motivado en su puesto de trabajo y tiene menos de un amigo íntimo. Me resultó inevitable plantearme por qué esta acaba siendo la realidad de tantas personas. Y, más importante aún, ¿qué hacemos al respecto para desafiar esta estadística?

En 2020, nuestras vidas quedaron patas arriba a causa de la pandemia de COVID-19. Para muchas personas, los consiguientes problemas de salud mental acabaron siendo peores que nunca. Otras personas perdieron su fuente de ingresos y la capacidad de mantenerse a sí mismas y a sus familias. En los años siguientes, nuestra incertidumbre colectiva sobre el futuro parece ser mayor que nunca. El problema es que cuando nos centramos en cosas que están fuera de nuestro control, nos sentimos desbordados, lo cual puede provocar que experimentemos estrés, miedo, ansiedad e incluso depresión. Al fin y al cabo, lo único que podemos controlar es a nosotros mismos, lo que hacemos, qué llegamos a ser y cómo decidimos mostrarnos ante los demás. Yo diría que deberíamos centrarnos cada día en convertirnos en la mejor versión de nosotros mismos y en crear la vida que queremos.

¿Y tú? ¿Estás dedicando tiempo a satisfacer tu potencial ilimitado y a crear el nivel de éxito que realmente quieres conseguir y te mereces en todos los aspectos de tu vida? ¿O hay facetas de tu vida en que te conformas con menos de lo que quieres porque te abruman las responsabilidades diarias, tienes miedo de hacer las cosas de una forma distinta, necesitas seguridad económica o no estás seguro de cómo implementar cambios sustanciales y duraderos? ¿Te conformas con menos de aquello de lo que eres capaz y después justificas por qué te va bien así? ¿O estás preparado para dejar de conformarte y crear una vida que sea tan satisfactoria que te mueras de ganas de despertarte cada mañana para vivirla?

Una de mis frases favoritas de Oprah Winfrey es: «La mayor aventura que puedes tener es vivir la vida de tus sueños». No podría estar más de acuerdo. Lamentablemente, hay tan poca gente que esté cerca de vivir la vida de sus sueños que esta frase se ha convertido en un cliché. La mayoría de la gente se resigna a una vida mediocre, aceptando pasivamente lo que le depare. Incluso los triunfadores que tienen mucho éxito en un área de su vida, como los negocios, tienden a conformarse con la mediocridad en otros aspectos como la salud o las relaciones.

Al mismo tiempo, los humanos tienen una motivación y un deseo innatos de que la vida sea lo mejor posible. Aspiramos a ser lo más felices, saludables, ricos y triunfadores posible y a experimentar tanto amor, libertad y satisfacción como podamos. Si valoráramos el éxito y la satisfacción en una escala del 1 al 10, creo que se podría decir que todos nosotros querríamos vivir cada aspecto de nuestra vida al nivel 10. El problema es que pocas personas dedican el tiempo necesario cada día para convertirse en la persona de nivel 10 que tienen que ser, la persona que es capaz de crear y mantener esa vida. Desde mi punto de vista, el compromiso con el desarrollo personal diario puede ser nuestra mayor oportunidad como individuos y también colectivamente como sociedad.

Lo que estás a punto de descubrir es que alcanzar este tipo de éxito 10 en todas las áreas de tu vida no solo es posible, sino que es sencillo: el resultado de establecer un ritual diario que te brinda un tiempo significativo cada día para evolucionar hasta convertirte en la versión de 10 de ti mismo.

¿Y si te cuento que todo comienza con cómo nos despertamos por la mañana y que hay pequeños y sencillos pasos que puedes empezar a dar hoy para convertirte en la persona que necesitas ser para alcanzar y mantener los niveles de éxito que realmente quieres y mereces, en todas y cada una de las áreas de tu vida? ¿Te motivarías? ¿Me creerías? Hay algunos que no. Mucha gente está harta, y con razón. Ha probado todo lo habido y por haber para mejorar su vida y sus relaciones, y aún no ha llegado adonde quiere llegar. Lo entiendo. Yo ya pasé por eso. Pero con el tiempo aprendí un par de cosas que lo cambiaron todo. Te estoy echando una mano e invitándote a pasar al otro lado, al lado donde la vida no solo es mejor, sino también tan extraordinaria como podías haber imaginado.

ESTE LIBRO SE BASA EN TRES VERDADES FUNDAMENTALES

1. Eres tan merecedor y capaz de crear y mantener extraordinarios niveles de salud, riqueza, felicidad, amor y éxito en la vida como cualquier otra persona del planeta. Es fundamental que empieces a vivir en armonía con esta verdad, no solo por tu calidad de vida, sino también por el impacto que tienes en tu familia, amistades, clientes, compañeros de trabajo, hijos, comunidad y cualquier persona con la que interactúes.
2. Para no conformarte con menos de lo que quieres (en cualquier ámbito de tu vida) y experimentar el grado de éxito personal, profesional y económico que deseas, tienes que empezar por dedicar tiempo cada día a convertirte en la persona que necesitas ser, una persona capaz de crear de un modo consistente el éxito que deseas.
3. La forma en que abordas tu despertar cada día y la rutina que sigues por la mañana (o la ausencia de ella) es vital porque establece el tono, el contexto y la dirección del resto del día. Una mañana centrada, productiva y satisfactoria da lugar a un día centrado, productivo y satisfactorio, lo que inevitablemente deriva en una vida extraordinaria. Del mismo modo, también es cierta la situación contraria: una mañana descentrada, improductiva y mediocre te prepara para un día descentrado, improductivo y mediocre que culmina en un potencial no alcanzado y una vida de continuas dificultades.

PERO, HAL, A MÍ NO ME GUSTA MADRUGAR

¿Qué pasa si ya intentaste madrugar y no te funcionó? «Pero es que no me gusta madrugar», dices. O «Soy noctámbulo» o «No hay suficiente tiempo durante el día» o «¡Además, necesito dormir más, no menos!».

Todo eso lo pensaba yo también antes de crear las Mañanas Milagrosas. De hecho, esto es una verdad como un templo para la mayoría de las personas. He encuestado sistemáticamente a cientos de miles de miembros de la comunidad mundial de Mañanas Milagrosas y siempre formulo la siguiente pregunta: *Antes de leer* Mañanas milagrosas*, ¿eras una persona madrugadora?* Entre el 70 y el 75 % de la comunidad de madrugadores confirma que no eran personas madrugadoras antes de leer el libro que estás leyendo tú ahora. La mayoría de los miembros se identifica como noctámbula. Así que plantéatelo como una situación de «Bienvenido al club».

A pesar de tus experiencias previas, aunque te haya costado despertarte temprano y activarte por la mañana durante toda tu vida, la situación está a punto de cambiar.

Las Mañanas Milagrosas no solo son un método sencillo, sino también sumamente placentero, y es algo que pronto serás capaz de llevar a cabo fácilmente y durante el resto de tu vida. Y aunque puedas dormir hasta tarde cuando quieras, te sorprenderás al ver que ya no te gusta. Es muchísima la gente que me cuenta que ahora se despierta temprano, incluso los fines de semana, simplemente porque se siente mejor y le da tiempo a hacer muchas más cosas. Quién lo iba a decir.

En los capítulos siguientes te presentaré los S.A.L.V.A.viD.as, el motor que mueve las Mañanas Milagrosas. Este acrónimo tan sencillo y fácil de recordar comprende seis de los hábitos de desarrollo personal más efectivos, atemporales y demostrados. Tras implementar estos seis hábitos, podrás elegir cuáles quieres seguir utilizando y en qué orden para crear tus propias Mañanas Milagrosas personalizadas.

Como las Mañanas Milagrosas son personalizables, funcionan con cualquier estilo de vida. Incluso si tienes un horario poco habitual o exigencias impredecibles, como un bebé recién nacido que te despierta a media noche o una ocupación que hace que tengas que trabajar a horas intempestivas, puedes hacerte tus Mañanas Milagrosas a medida para que se ajusten a tus horarios. Yo te ayudaré a conseguir que te funcione en el «Capítulo 8: Personaliza tus Mañanas Milagrosas».

También podrás elegir la hora a la que te quieres despertar. No se requiere una hora específica para que esto funcione. La hora ideal para levantarse es la que se ajusta mejor a tu horario. El objetivo es dedicar los primeros minutos del día, de seis a sesenta, a tu ritual de las Mañanas Milagrosas para que puedas desarrollar la habilidad de crear tu vida de 10, la definas como la definas.

Aquí tienes algunos beneficios comunes que experimenta la gente en algunos de los aspectos más importantes de la vida, que te recomiendo que tengas presentes a medida que avances por este libro. Cuanto más consciente seas de estos beneficios, más probable será que los experimentes.

- **Felicidad:** cada mañana que pasas en soledad aumentas tu consciencia de que tu felicidad no depende de fuerzas externas (a menos que tú lo permitas). La perspectiva que elijas determina la felicidad, como ilustré en la introducción. Así, puedes elegir ser feliz cada día, independientemente de lo difíciles que sean tus circunstancias actuales.
- **Salud:** cualquier aspecto de tu vida en el que centres tus S.A.L.V.A.viD.as. mejorará forzosamente. Así que, si te centras en mejorar tu salud o tu forma física, en perder peso o mejorar tus niveles de energía, eso es lo que experimentarás. Yo utilicé las Mañanas Milagrosas para lidiar con una forma de cáncer muy poco común, y otras personas las han utilizado para perder peso, correr maratones, superar otros problemas de salud u optimizar su salud.

- **Relaciones:** las Mañanas Milagrosas han mejorado infinitas relaciones e incluso han salvado matrimonios de parejas que estaban a punto de divorciarse. Cuando dedicamos más atención a ver quién estamos siendo y cómo nos comprometemos a mostrarnos ante los demás, obtenemos el poder de transformar nuestras relaciones.
- **Finanzas:** tal y como aprenderás en el próximo capítulo, las Mañanas Milagrosas me permitieron evitar la bancarrota y duplicar con creces mis ingresos en el momento álgido de la peor recesión económica en décadas. Centrando tus S.A.L.V.A.viD.as en aumentar tus ingresos, esto es justo lo que podrás hacer.
- **Productividad:** empezar el día en un estado físico, mental, emocional y espiritual óptimo aumenta tu capacidad para ser más productivo y mantenerte concentrado en tus principales prioridades. Esta es otra manera en la que tus Mañanas Milagrosas te ayudarán a cambiar tu vida, porque te permiten ser más productivo y así conseguirás implementar esos cambios.
- **Liderazgo:** cuando elevas tu consciencia y te conviertes en una mejor versión de ti mismo, haciendo mejoras significativas en tu vida, inevitablemente inspiras a aquellos que te rodean y les muestras lo que es posible. No solo te conviertes en un modelo para los demás, sino que también te vuelves más capaz de ayudarlos para que sigan tu ejemplo.
- **Confianza:** cuando te das cuenta de que eres tú quien controla cómo te muestras cada día (y que esta es realmente una de las pocas cosas sobre las que tienes control) y empiezas a mostrar la mejor versión de ti, ganas confianza.

Soy consciente de que estoy haciendo afirmaciones muy atrevidas, y puede que percibas esta lista de beneficios como algo demasiado prometedor (demasiado bonito para ser verdad, ¿no?). Pero te prometo que no exagero. Las Mañanas Milagrosas te darán un tiempo ininterrumpido cada día para aprender, crecer y convertirte en la persona que necesitas ser para alcanzar tus objetivos y sueños más importantes (especialmente aquellos que llevas tiempo aplazando).

Tanto si te consideras ahora una persona madrugadora como si no, estás a punto de aprender cómo hacer que despertarte sea cada día más fácil y placentero que nunca. Y aprovechando la innegable relación entre madrugar y tener éxito, te darás cuenta de que la forma en que empiezas el día se convierte en la clave para desbloquear todo tu potencial y establecer el grado de éxito que deseas en cualquier campo. Te darás cuenta rápidamente de que cuando cambias la manera de despertarte por las mañanas, puedes cambiar toda tu vida.

2
EL ORIGEN DE *MAÑANAS MILAGROSAS*: PARTIENDO DE LA DESESPERACIÓN

La desesperación es la materia prima del cambio drástico. Solo aquellos que pueden dejar atrás todo en lo que siempre creyeron pueden aspirar a escapar.

WILLIAM S. BURROUGHS

Para hacer grandes cambios en la vida, necesitas inspiración o desesperación.

TONY ROBBINS

Por mucho que prefiramos que la vida sea fácil y placentera, nuestras mayores oportunidades de crecimiento se ocultan a menudo tras la desgracia. Al otro lado de circunstancias aparentemente insuperables, surgiendo de las profundidades de la desesperación, es donde emergemos como una mejor versión de nosotros mismos.

Yo tuve la suerte de tocar fondo dos veces en mi relativamente corta vida. Y digo *suerte* porque precisamente fueron el crecimiento que experimenté y las lecciones que aprendí durante las épocas más difíciles de mi vida lo que me permitió convertirme en la persona que necesitaba ser para crear la vida que siempre había deseado. Estoy agradecido de ser capaz de utilizar no solo mis éxitos, sino también mis fracasos, para ayudar a los demás y darles fuerzas para superar sus propias limitaciones y conseguir más de lo que nunca creyeron posible.

Las Mañanas Milagrosas no me llegaron mientras me relajaba en una playa bebiendo cocteles (esto habría sido mucho más fácil y placentero, desde luego). Surgieron de la verdadera desesperación, cuando estaba atravesando uno de los momentos más duros de mi vida. Quizá por eso llegué con tanta fuerza a millones de lectores.

LA PRIMERA VEZ QUE TOQUÉ FONDO: MUERTE EN EL ACTO

Considero que la primera vez que toqué fondo fue cuando me embistió un conductor borracho, historia que narré en la introducción. Me desperté del coma para enfrentarme a una realidad mucho más dura de lo que podía haber imaginado, y tuve la gran suerte de recibir grandes cantidades de amor, apoyo y ánimos de los demás en esos momentos. En el hospital, siempre había alguien allí conmigo para cuidarme. Estaba constantemente rodeado de seres queridos: familiares y amistades que venían a diario a ver cómo estaba. Tenía a un equipo de personal sanitario increíble que supervisaba cada paso de mis cuidados y de mi recuperación. No sufría el estrés diario del trabajo y las facturas que pagar. Mi única responsabilidad era curarme, e incluso me ayudaban a ello. Aunque mi recuperación fue dolorosa y complicada, me sentí totalmente apoyado y la vida en el hospital era relativamente fácil.

LA SEGUNDA VEZ QUE TOQUÉ FONDO: PROFUNDAMENTE ENDEUDADO Y DEPRIMIDO

En 2008, en plena Gran Recesión, toqué fondo por segunda vez. La economía se había hundido y yo también. Como millones de norteamericanos, estaba atravesando mi propia crisis económica. De un día para otro, las prósperas pequeñas empresas que había creado ya no eran rentables. Mis clientes sufrían con los efectos de la recesión y no podían permitirse pagarme por los servicios de *coaching*. En cuestión de meses, mis ingresos se desplomaron a la mitad. De repente era incapaz de pagar facturas y empecé a vivir de las tarjetas de crédito. Me acababa de comprar mi primera casa y no podía pagar la hipoteca. Estaba comprometido y estábamos pensando en tener nuestro primer hijo. Ahogado por las deudas, sin poder pagar la hipoteca, por primera vez en mi vida entré en una profunda depresión. Experimenté una crisis mental, emocional y económica absoluta.

MI DEUDA FUE PEOR QUE LA MUERTE

Si me preguntaras qué fue más difícil, si mi accidente de coche o mi crisis económica, no lo dudaría, te diría que la crisis económica, por mucho. Mucha gente seguramente pensaría que tener un accidente de coche por culpa de un conductor borracho, romperte once huesos, sufrir daños cerebrales irreversibles, y despertar del coma para que te digan que es posible que no vuelvas a caminar sería más difícil de superar que los relativamente comunes apuros económicos. Me parece una suposición razonable. Sin embargo, en mi caso no fue así.

No ser capaz de pagar las facturas, ver cómo mi negocio fracasaba, tener cada vez más deudas y la casa embargada por el banco eran experiencias nuevas que no estaba preparado para afrontar mental y emocionalmente. La abundancia de amor y apoyo que recibí mientras me recuperaba del accidente de coche no estaban presentes aquí. Nadie se sentía mal por mí. Nadie venía a visitarme. No había nadie que cuidara de mí ni supervisara mi recuperación. Esta vez estaba solo. Cada uno tenía sus propios problemas.

Un efecto dominó me llevó a pasar por dificultades en todas las áreas de mi vida. Era un desastre física, mental, emocional y económicamente. En todo lo que se te pueda ocurrir.

Sentirme solo hizo que ese momento de mi vida fuera mucho peor. Sí, tenía el apoyo emocional de Ursula, que hizo todo cuanto pudo para animarme, pero ella no podía resolver mis problemas económicos. Ella no podía arreglar la economía y mucho menos mi negocio. Cada día era una batalla. Me consumían tanto el miedo y la inseguridad que el único consuelo que encontraba era refugiarme en mi cama cada noche. Esto me aportaba un alivio temporal, porque podía escapar de tener que enfrentarme a mis problemas durante siete u ocho horas. Pero, evidentemente, mis problemas me estaban esperando cuando me despertaba.

Nunca me había sentido tan desesperado y la idea de suicidarme me pasaba por la cabeza a diario. Me planteaba cómo podía hacerlo de manera que creara el mínimo dolor para las personas a las que quería. En retrospectiva, pienso que fue una reacción exagerada. Pero en ese momento me sentía desamparado y asustado, y quería acabar desesperadamente con el dolor emocional que estaba experimentando. Sin embargo, plantearme cómo aquello destrozaría a mi madre y a mi padre fue suficiente para hacer de tripas corazón y seguir adelante.

En el fondo siempre he creído que por muy mal que vayan las cosas, siempre hay una manera de darles la vuelta. Pero mis pensamientos y sentimientos no cambiaban. Era incapaz de encontrar una solución a mi crisis económica y odiaba sentirme tan inútil.

Como no quería agobiar a nadie con mis problemas y seguramente me sentía un poco avergonzado por no poder estar a la altura de mis responsabilidades, me lo guardé todo para mí. Hasta que Ursula sugirió que había llegado el momento de tragarme mi orgullo y llamar a alguno de mis amigos para que me echaran una mano.

Llamé a mi viejo amigo Jon Berghoff, que había triunfado en todo lo alto en los negocios y era conocido por ser muy sabio. Me sentí aliviado cuando finalmente le confesé lo mal que la estaba pasando. No me callé nada. Y aunque me expresó su preocupación más genuina, su primer consejo me tomó desprevenido. Me preguntó si estaba haciendo ejercicio a diario.

Confundido por su pregunta, le respondí: «¿Qué tiene que ver el deporte con que no pueda llegar a fin de mes?».

«Mucho».

Jon me contó que cuando se sentía estresado o agobiado, salir a correr le permitía pensar con más claridad, lo animaba y lo ayudaba a encontrar soluciones para sus problemas. Rápidamente objeté: «Pero, Jon, yo odio correr. Dime otra cosa que podría hacer». Sin dudarlo, replicó: «¿Qué odias más: correr... o tu situación actual?».

Auch. Tocado y hundido. Okey. Estaba desesperado. No tenía nada que perder. Así que decidí salir a correr.

A la mañana siguiente me até mis tenis de basquetbol (ya te dije que no me gustaba correr), tomé el iPod para escuchar algo positivo que esperaba que mejorara mi mentalidad y salí por la puerta de la casa que pronto sería propiedad del banco. No tenía ni idea de que en esa primerísima carrera escucharía una frase que cambiaría inmediatamente el curso de toda mi vida.

Me puse a escuchar un audio sobre desarrollo personal de Jim Rohn en el que decía algo que, aunque ya había oído antes, no había entendido nunca ni tampoco lo había aplicado. ¿Te ha pasado que a veces tienes que escuchar algo en el momento adecuado para poder entenderlo? Esa mañana estaba en el estado mental adecuado (un estado de desesperación) y lo comprendí. Cuando escuché a Jim proclamar con certeza que «raras veces tu nivel de éxito superará tu nivel de desarrollo personal, porque el éxito es algo que atraes gracias a la persona en la que te conviertes», me paré en seco.

Regresé el audio y volví a escuchar esa frase. *Raras veces tu nivel de éxito superará tu nivel de desarrollo personal, porque el éxito es algo que atraes gracias a la persona en la que te conviertes.* Fue como si una oleada de realidad me cayera encima, y de repente me percaté de que no había dedicado tiempo a desarrollarme y convertirme en la persona que necesitaba ser para atraer, crear y mantener el grado de éxito que quería conseguir en mi vida. En una escala del 1 al 10, quería experimentar un éxito 10, pero mi grado de desarrollo personal era un 2, aproximadamente, puede que un 3 o un 4 en los días buenos.

De repente cobró sentido. Aunque mis problemas y las causas de mi depresión parecían ser externos —un negocio en quiebra, no tener suficiente dinero para llegar a fin de mes, tener la casa embargada, el estado de la economía—, la solución era interna. Si quería vivir una vida de 10, primero tenía que convertirme en una persona de 10 que pudiera crear esa vida.

Con los años, me he dado cuenta de que este es el punto de desconexión para la mayoría de las personas. Todos queremos experimentar cada una de las facetas de nuestra vida (salud, felicidad, relaciones, espiritualidad, seguridad económica, lo que tú quieras) lo más cerca de 10 posible. Nadie quiere conformarse con menos. Pero solo un porcentaje relativamente pequeño de la población tiene una práctica diaria de desarrollo personal que le permite evolucionar continuamente para convertirse en la persona que necesita ser para crear esa vida. Por aquel entonces, yo no tenía ninguna rutina. Lo que necesitaba era empezar a dedicarle tiempo a mi desarrollo personal, cada día, para poder llegar a ser capaz y merecedor de la vida que quería.

Me sentía inspirado y lleno de esperanzas por primera vez en mucho tiempo. Di media vuelta y volví corriendo a casa. Estaba preparado para convertirme en la persona que necesitaba ser para transformar mi vida.

EL PRIMER DESAFÍO: ENCONTRAR TIEMPO

Para mí tenía sentido: tenía que comprometerme a hacer de mi desarrollo personal una prioridad en mi vida diaria. Esa era la solución a todos mis problemas. Esta era la pieza que faltaba para permitirme evolucionar hasta convertirme en la persona que necesitaba ser para cambiar mi vida. Así de simple.

Sin embargo, mi primer obstáculo fue el mismo que tendría cualquier otra persona: encontrar tiempo. Por muy importante que supiera que era esto, no sabía cómo iba a incluir una cosa más en mi apretada agenda. Me sentía ya tan ocupado y agobiado, solo con intentar sobrellevar el día a día, que me parecía que la idea de encontrar tiempo *extra* para mi desarrollo personal añadiría más estrés indeseado a mi vida. ¿Quizá te sientes identificado?

Esto me recordó algo que había leído en el libro *El ritmo de la vida,* de Matthew Kelly: «Por un lado, todos queremos ser felices. Por otro, todos sabemos las cosas que nos hacen felices. Pero no las hacemos. ¿Por qué? Muy sencillo. Estamos demasiado ocupados. ¿Demasiado ocupados haciendo qué? Demasiado ocupados intentando ser felices».

Tomé mi agenda, me senté en el sillón y me propuse encontrar el tiempo (*sacar* el tiempo) para empezar a incorporar un ritual diario de desarrollo personal en mi vida. Valoré qué opciones tenía.

¿QUIZÁ POR LA NOCHE?

Lo primero que pensé fue sacar tiempo por la tarde, después del trabajo, o quizá por la noche, después de que Ursula se acostara.

Pero no tardé en darme cuenta de que las noches eran el único momento del día que teníamos para pasar juntos durante la semana. Por no hablar de que, después de un largo día de trabajo, solía estar mental y físicamente agotado. Solo quería relajarme. Apenas estaba lúcido, y mucho menos en un estado mental óptimo para dedicarme a mi desarrollo personal. La noche no sería un momento efectivo.

¿TAL VEZ A MEDIODÍA?

Luego me planteé el mediodía. A lo mejor podría programarlo para hacerlo durante mi pausa para almorzar. O quizá en algún momento en que pudiera encontrar un rato *libre* entre mi lista infinita de quehaceres. Pero no era realista. El mediodía tampoco iba a funcionar.

CÓMO CREES, ¡POR LA MAÑANA NO!

Finalmente, me planteé la opción de hacerlo por la mañana. Me negué. Me quedo muy corto si digo que no me gustaba madrugar. Siempre me había resistido a la idea de levantarme temprano. Lo odiaba con todas mis fuerzas, casi tanto como odiaba correr. Nunca me habrías visto corriendo por correr, ni tampoco madrugando a menos que tuviera que estar en alguna parte. Pero cuantas más vueltas le daba, más cosas empezaban a cuadrar, y no podía ignorarlas.

Pensé que si empezaba cada día con un ritual de desarrollo personal, seguramente tendría un estado mental mucho mejor para el resto del día. Recordé una publicación que leí en el blog *stevepavlina.com* titulada «The Rudder of the Day» [El timón del día]. Steve comparó la mañana con el timón de un barco: «Si actúo con pereza o desorden durante la primera hora después de despertarme, suelo tener un día perezoso y poco centrado. Pero si hago un esfuerzo para que la primera hora sea lo más productiva posible, el resto del día tiende a imitar este patrón».

En segundo lugar, si me dedicaba a mi desarrollo personal a primera hora, podía evitar todas las excusas que se acumulan durante el día («estoy demasiado cansado», «no tengo tiempo», «lo haré mañana», etc.). Sacando tiempo por la mañana, antes de que el resto de mi vida y de mi trabajo se interpusieran en el camino, podía garantizar que lo cumpliría todos los días.

La mañana era claramente la mejor opción, pero si ya era difícil salir de la cama a las seis cada día (porque *tenía* que hacerlo), la idea de levantarme voluntariamente una hora antes era prácticamente inconcebible para mí. Estaba a punto de cerrar mi agenda y olvidarlo todo cuando escuché claramente en mi interior la voz de uno de mis mentores, Kevin Bracy, gritando apasionadamente: «Si quieres que tu vida sea diferente, ¡primero tienes que estar dispuesto a hacer algo diferente!».

Maldita sea. Sabía que Kevin tenía razón. Ya era hora de ver si podía superar mi creencia autoimpuesta de que no me gustaba madrugar, que llevaba toda una vida limitándome. Escribí «Desarrollo personal» en mi agenda a las cinco de la mañana.

EL SEGUNDO DESAFÍO: HACER LO MÁS IMPACTANTE

A continuación, me enfrenté a otro desafío: ¿qué podía hacer durante esa hora para que tuviera el mayor impacto en mi vida y la mejorara lo más rápido posible? Tenía que averiguar qué hacían las personas con mucho éxito para su desarrollo personal y copiarlo. Quería descubrir cuáles eran las prácticas y los métodos más efectivos para poder sacarle el máximo partido a ese tiempo.

Tomé mi *laptop* y busqué en internet frases como «mejores prácticas de desarrollo personal» y «¿qué hacen las personas con más éxito para su desarrollo personal?». Saqué una hoja en blanco y empecé a anotar lo que iba descubriendo. Todo lo que encontré fueron prácticas atemporales. No había nada nuevo. Al principio me decepcioné. La sociedad me había condicionado a buscar siempre lo *nuevo*. Los especialistas en *marketing* nos educan para que valoremos el iPhone más nuevo, la nueva temporada de nuestra serie favorita y las soluciones más innovadoras y jamás vistas para resolver nuestros problemas. A la vez, nos enseñan a menospreciar las cosas atemporales, demostradas y efectivas, que erróneamente tachamos de viejas y anticuadas. Lo que estaba encontrando con mi búsqueda eran actividades que no solo eran antiguas, sino que la humanidad llevaba miles de años practicando. Acabé con una lista de seis prácticas: *meditación, afirmaciones, visualización, ejercicio, lectura* y *escritura de un diario.*

Llegué a la conclusión de que lo que esas prácticas tenían en común era que muchas (si no todas) las personas con más éxito del mundo, de todas las clases sociales, reconocían que una o más eran esenciales para su éxito. Todas ellas estaban probadas y habían resistido el paso del tiempo. También pensé que yo no estaba practicando ninguna de ellas de forma constante. Pero ¿cuál debía poner en práctica? ¿Cuál era la mejor? ¿Cuál de ellas me permitiría cambiar mi vida más rápidamente?

De repente tuve una epifanía: «¿Y si a la mañana siguiente me despertaba una hora más temprano y practicaba las seis?», pensé. *¡Este sería el mayor ritual de desarrollo personal!* Rápidamente dividí los sesenta minutos en seis prácticas y asigné diez minutos a cada una con la intención de hacerlas todas a la mañana siguiente. Lo más interesante fue que por el mero hecho de mirar la lista ¡ya me sentí motivado! De pronto, la idea de levantarme temprano pasó de ser algo que solía evitar a algo que realmente deseaba. Esa noche me dormí con una sonrisa en la cara. ¡Estaba muy emocionado esperando la llegada de la mañana!

Cuando sonó el despertador a las cinco (una hora para despertarme que antes era impensable), abrí los ojos como platos y salté de la cama con energía y motivado. Me recordó a la mañana de Navidad cuando era niño. No había experimentado ningún otro momento en mi vida en el que hubiera sido tan fácil y placentero despertarme... hasta aquel día.

Con los dientes cepillados, la cara lavada y un vaso de agua en la mano, me senté bien recto en el sillón de la sala a las 5:07 de la mañana. Por primera vez desde hacía mucho tiempo me sentía realmente entusiasmado con la vida. Aún estaba oscuro fuera, y había algo en aquello que me daba mucha fuerza. Saqué mi lista de actividades de desarrollo personal que me tenían que cambiar la vida y, una a una, las puse todas en práctica.

Meditación. Me puse un temporizador de diez minutos, me senté en silencio, recé, medité y me concentré en mi respiración. Al principio, los pensamientos se sucedían en mi mente a toda velocidad. *¿Lo estaré haciendo bien? ¿Cómo silencio la mente? ¿Por qué no puedo dejar de pensar?* Aunque al principio me sentí frustrado por el caos de mi mente, a medida que iban pasando los minutos, parecía que el tiempo se ralentizaba. Aunque no había meditado nunca antes, y estaba convencido de que lo estaba haciendo mal, sentí cómo mi estrés se desvanecía y era sustituido por una sensación de paz. Con cada respiración, sentía mi mente más tranquila. Era radicalmente distinto al caos y la reactividad mental que solían caracterizar mis mañanas. Por primera vez en mucho tiempo me sentí realmente tranquilo.

Afirmaciones motivacionales. La siguiente actividad era seguramente la que menos me entusiasmaba. Decirme a mí mismo «soy rico» cuando no lo era, me parecía, como poco, delirante. Sin embargo, durante mi búsqueda de la noche anterior, había encontrado las afirmaciones de autoconfianza del libro clásico de Napoleon Hill *Piense y hágase rico*. Esas afirmaciones eran un simple recordatorio de que todos podemos encontrar en nuestro interior la confianza en nosotros mismos, basándonos en el potencial ilimitado que llevamos dentro. Afirmaban que todos somos intrínsecamente tan dignos, merecedores y capaces de superar y lograr cualquier cosa que deseemos como cualquier otra persona en la tierra. Al leerlas en voz alta, me sentí fortalecido.

Visualización. Llegué a la conclusión de que, si la mayoría de los deportistas de élite y de los artistas del mundo utilizaban la visualización para ensayar mentalmente su mejor actuación, no veía por qué no podía ayudarme a mí a hacer lo mismo. Me di cuenta de que cerrar los ojos y visualizarme a lo largo del día concentrado, seguro de mí mismo y feliz tenía tanto que ver con los sentimientos que generaba como con lo que imaginaba. Generaba una experiencia emocional convincente que alimentaba mi deseo de emprender acciones que estuvieran en consonancia con lo que visualizaba. Me sentí realmente inspirado.

Lectura. Como siempre encontraba excusas que justificaban por qué no tenía tiempo para leer, me alegró tener tiempo esa mañana para empezar lo que siempre deseé que fuera un hábito para toda la vida. Volví a tomar del librero *Piense y hágase rico*. Como la mayoría de mis libros, lo había empezado, pero nunca lo había acabado. Leí durante diez minutos y me quedé con algunas ideas que mejoraron mi mentalidad al instante. Me recordó que solo se necesita una idea para cambiar tu vida. Me sentí realmente motivado.

Diario. Después abrí uno de los muchos diarios en blanco que había ido comprando a lo largo de los años. Como había ocurrido con el resto, no había logrado escribir en él más que unos pocos días, una semana como mucho. Ese día escribí lo que agradecía de mi vida. También anoté algunas posibilidades para el futuro, expresando de forma optimista la gratitud que sentía por aquella situación vital mejorada que me comprometía a crear. Inmediatamente sentí cómo la depresión se disipaba como una densa niebla que llevaba tiempo asfixiándome. Seguía allí, pero me sentí mucho más ligero. El simple hecho de escribir aquello con lo que tenía la suerte de contar en la vida, pero que a menudo daba por sentado, me animó. Me sentí realmente agradecido.

Ejercicio. Con los diez minutos que me quedaban, me dispuse a mover el cuerpo y a hacer fluir la sangre. Me levanté del sillón e hice 60 saltos de tijera. Como estaba en tan mala forma, eso ya hizo que respirara con dificultad. Luego, me tumbé en la alfombra de la sala e hice tantas flexiones como pude (el número exacto me lo reservo para mí). Después me di la vuelta e hice tantas abdominales como me permitió mi cuerpo en mala forma. Cuando aún me quedaban seis minutos, puse un video de yoga de cinco minutos que había encontrado la noche anterior en YouTube. Pensé que me quedaba mucho para recuperar la forma física. Me sentí realmente revitalizado.

Los sesenta minutos me habían pasado en un abrir y cerrar de ojos ¡y me sentía genial! Acababa de vivir uno de los días más relajantes, motivadores, reconfortantes, inspiradores, gratificantes y revitalizadores de mi vida, ¡y solo eran las seis de la mañana! Me sentía lleno de esperanza. Pensé: «Si empiezo cada día así, es solo cuestión de tiempo que me convierta en la persona que necesito ser para crear todo lo que quiero en la vida».

Cuando Ursula se despertó, ¡me moría de ganas de contarle cómo me había ido la mañana! Le expliqué con entusiasmo, paso a paso, todo lo que había hecho y le dije que creía que este ritual matutino podía ser lo que lo cambiara todo para nosotros. Ella se mostró claramente escéptica. «A ver si lo entiendo. Llevas seis meses sintiéndote deprimido y desesperado y ahora, después de solo una mañana, estás convencido de que puedes darle la vuelta a la situación. ¿Qué fumaste?», preguntó riéndose.

«No, en serio, cariño, ¡tengo la sensación de que es algo milagroso!».

LA PALABRA *MILAGRO* SE QUEDABA CORTA

Durante las siguientes semanas seguí despertándome a las cinco de la mañana y haciendo mi nuevo ritual de desarrollo personal durante sesenta minutos. Y estaba tan increíblemente contento por cómo me sentía y por los avances que estaba haciendo gracias a mi rutina matutina, ¡que quería más! Así que una noche, mientras me preparaba para acostarme, hice lo que era impensable en aquel momento: me puse el despertador a las cuatro. Mientras me dormía, me planteé si me estaba volviendo loco. Sorprendentemente, fue tan fácil despertarse a las cuatro como lo fue a las cinco y, en todo caso, era diez veces más fácil ahora que despertarme cualquier día del pasado.

Mi nivel de estrés disminuyó radicalmente. Tenía más energía, pensaba con más claridad y me resultaba más fácil concentrarme. Me sentía verdaderamente feliz, motivado e inspirado. Los pensamientos depresivos pronto pasaron a ser un recuerdo lejano. Podría decirse que volví a ser mi antiguo yo, aunque estaba experimentando tal crecimiento, a tal velocidad, que rápidamente superé cualquier versión de mí mismo en el pasado. Y con mis nuevos niveles de energía, motivación, claridad y concentración era capaz de marcarme objetivos, crear estrategias y ejecutar un plan para salvar mi negocio, conseguir más clientes y aumentar mis ingresos. De hecho, menos de dos meses después de aplicar por primera vez el método de las Mañanas Milagrosas, había duplicado mis ingresos mensuales con creces. No solo habían vuelto donde estaban antes de la crisis económica, sino que eran mayores que nunca.

Reflexionaba constantemente sobre la transformación que estaba viviendo, lo profunda que era y la velocidad a la que estaba pasando todo. Le conté a Ursula que para mí era como un milagro, con lo que empezó a llamarlas mis *mañanas milagrosas*. Esto me impactó, así que, en mi agenda, cambié «Desarrollo personal» por «Mañana milagrosa». Empecé a plantearme compartir mi rutina matutina con los demás. Pensé que, si a mí me funcionaba tan bien, a pesar de no ser una persona madrugadora, quizá podría ayudar también a otras personas. Así que tuve la necesidad imperiosa de compartirlo con los demás. Pero antes de tener la ocasión de averiguar cómo hacerlo, alguien tomó la iniciativa y me preguntó por el tema.

SI KATIE LO PUEDE HACER...

Unas semanas más tarde seguía pensando en la mejor manera de compartir lo que había descubierto con los demás de manera que fuera fácil de replicar, cuando mi clienta de *coaching* Katie Heaney sacó el tema de las mañanas. «Hal, no paro de leer que la gente con éxito apuesta por sus rutinas matutinas. ¿Cómo empiezas tú las mañanas?», preguntó. Apenas podía contener la emoción contándole todos los detalles de mi nuevo ritual de las Mañanas Milagrosas y los beneficios que estaba experimentando. Igual que me pasó a mí, dijo inmediatamente: «Sí, tiene sentido. Pero no sé si quiero levantarme más temprano. Nunca me ha gustado madrugar».

«¡A mí tampoco me gustaba!», le aseguré. La animé un poco y le di algunos consejos para luchar contra el botón de «posponer» del despertador. Se comprometió a despertarse a las seis (para ella, una hora antes de lo habitual) y darles una oportunidad a las Mañanas Milagrosas.

Dos semanas más tarde, cuando la llamé para la sesión de *coaching*, ¡Katie mostró más entusiasmo del que le había visto jamás! Cuando le pregunté si se había despertado cada día a las seis para practicar sus Mañanas Milagrosas, recibí una respuesta inesperada: «No. Solo me desperté a las seis el primer día, pero tenías razón, tuve una mañana tan fantástica que quería aún más. ¡Así que me desperté a las cinco el resto de la semana! ¡Hal, es fantástico!».

Me inspiró tanto su experiencia que inmediatamente empecé a compartir las Mañanas Milagrosas con el resto de mis clientes de *coaching*. Igual que Katie, la mayoría de ellos se mostraba al principio reticente a la idea, afirmando que no eran personas madrugadoras. Sin embargo, con un poco de persistencia y ánimos, y utilizando el ejemplo de Katie como prueba de lo que era posible, todos se comprometieron a despertarse por lo menos treinta minutos antes para poner en práctica las Mañanas Milagrosas.

En cuestión de pocas semanas, 13 de mis 14 clientes estaban practicando las Mañanas Milagrosas y me decían que estaban experimentando enormes beneficios parecidos a los que habíamos notado Katie y yo. Solo el hecho de que estuvieran meditando, recitando afirmaciones, visualizando, haciendo ejercicio, leyendo y llevando un diario cada día era algo que valía la pena celebrar. Algunos de ellos empezaron a contarles a sus amistades y compañeros de trabajo, con orgullo, que estaban practicando las Mañanas Milagrosas y que les estaban cambiando la vida. Algunos empezaron a publicar actualizaciones diarias sobre ello en las redes sociales. De repente, la idea comenzó a propagarse y empecé a ver cómo desconocidos (personas de las que no sabía nada) publicaban sus Mañanas Milagrosas en internet.

Qué locura, ¿no?

¿QUIÉN RAYOS ES JOE?

Para ayudar a apoyar a la gente que estaba descubriendo las Mañanas Milagrosas, un amigo me sugirió que comprara el dominio miraclemorning.com (¡no podía creer que estuviera disponible!) y que publicara algunos videoblogs. No me sentía cómodo delante de la cámara, pero decidí probarlo. Empecé a grabar videos cortos, a subirlos a YouTube y a enlazarlos en mi nueva web casera.

Una mañana, sentado en el sillón de la sala, estaba subiendo uno de mis videos en YouTube y puse mi nombre en la barra de búsqueda. (Eh, no me juzgues, que de seguro que tú te has buscado en Google alguna vez). Apareció un video titulado *Mañanas milagrosas en casa de Joe*. Era de un hombre al que no había visto en mi vida y mi primera reacción no fue demasiado positiva. Me puse a la defensiva y dije en voz alta: «¿Quién rayos es Joe y por qué está copiando mis Mañanas Milagrosas?». No sabía qué pensar. No sabes la agradable sorpresa que estaba a punto de llevarme.

Le di al *play* y esto es lo que vi: «Hola, soy tu amigo Joe Diosana. Vamos a ver qué hora es... —Joe enseñaba su despertador, que marcaba las 5:41 de la mañana—. ¡Son las 5:41 de la mañana y es domingo! Te debes de estar preguntando: "Pero, Joe, ¿por qué rayos estás despierto a las 5:41 de la mañana un domingo?". Bueno, pues échale un vistazo a la web <www.antesdelas8.com>. Mira la información y descárgala. Me siento como si fuera Navidad, en serio, y tengo un montón de energía. Ahora cada día es Navidad. Échale un vistazo. Te deseo una vida muy dichosa».

Me quedé boquiabierto mirando la pantalla de la computadora. Estaba asombrado y a punto de que se me saltaran las lágrimas. Empezaba a darme cuenta de que, aunque no pretendía que las Mañanas Milagrosas fueran más que mi propia rutina de desarrollo personal, ahora sentía la responsabilidad de compartirlas con el mayor número de personas posible para que influyeran en sus vidas del mismo modo que lo habían hecho en la mía.

Cada vez tenía más claro que si las Mañanas Milagrosas me funcionaban a mí, a Katie, a Joe, y a casi todas las personas con las que las había compartido (y ninguno de nosotros se consideraba una persona madrugadora), podían funcionarle a cualquiera.

¿CÓMO UTILIZARÁS LAS MAÑANAS MILAGROSAS?

Dediqué bastante tiempo en este capítulo a explicar cómo surgieron las Mañanas Milagrosas y cómo practicarlas mejoró la vida de otras personas. Ahora que comprendes mejor lo que es posible, llegó el momento de centrarnos en cómo las Mañanas Milagrosas pueden mejorar tu vida.

Los siguientes capítulos tratan sobre cómo mejorar tu versión de ti mismo para que puedas llevar tu éxito un paso más allá. Recuerda que solo pasa en este orden. Siendo constante en tu progreso diario hacia convertirte en la versión de 10 de ti mismo, puedes crear la vida 10 que realmente quieres y mereces.

Yo no te voy a pedir que duermas menos, ni insistiré para que salgas de la cama una hora antes. Recuerda, las Mañanas Milagrosas son totalmente personalizables para que se ajusten a tu estilo de vida. Muchas personas practican Mañanas Milagrosas de treinta minutos (unos cinco minutos por cada práctica) y se pueden hacer en tan solo seis minutos en total (véase el «Capítulo 7: Mañanas Milagrosas en 6 minutos»). También verás que hay otros momentos del día en los que puedes implementar estas prácticas si a ti no te funcionan bien las mañanas.

Te pediría que empezaras a sopesar los riesgos y los beneficios. ¿Vale la pena conformarte con menos de lo que realmente quieres en cualquier aspecto de la vida por pulsar el botón de «posponer» de tu despertador para dormir 30 minutos más por la mañana? ¿O vale la pena despertarse un poco antes para crear todo lo que quieres en la vida? No respondas aún a esta pregunta. Simplemente tenla presente mientras leas el próximo capítulo.

3

LA TRISTE REALIDAD DEL 95 %

> Una de las cosas más tristes en la vida es llegar al final y mirar atrás con arrepentimiento, sabiendo que podrías haber sido, hecho y tenido mucho más.
>
> ROBIN SHARMA

> La historia de la humanidad es la historia de hombres y mujeres vendiéndose por muy poco.
>
> ABRAHAM MASLOW

Cada día, tú y yo nos despertamos y nos enfrentamos al mismo desafío universal: superar la tentación de conformarnos con menos de lo que somos capaces de alcanzar para poder vivir con todo nuestro potencial. Seguramente se trata del mayor reto en la vida de casi todas las personas: superar la atracción gravitatoria hacia la mediocridad y dar lo mejor de nosotros mismos cada día para poder crear una vida en la que nos encante despertarnos.

Según la Seguridad Social estadounidense, si tomamos a cien personas al principio de sus carreras profesionales y realizamos un seguimiento de su trayectoria durante los cuarenta años posteriores hasta la edad de jubilación, descubriremos que solo una será rica; cuatro tendrán estabilidad económica; cinco seguirán trabajando, no porque quieran, sino porque tienen que hacerlo para poder pagar facturas; 36 habrán muerto y 54 estarán arruinadas y dependerán del cuidado de sus amistades o familiares o del Estado.

Solo un 5% de la población logrará crear una vida libre, monetariamente hablando. Los demás, el 95% restante, tendrán dificultades toda su vida. Y aunque el dinero no es ni de lejos la única medida del éxito (ni la mejor), puede representar seguridad, comodidad, contribución y libertad. Cuando gozamos de estabilidad económica somos libres para dejar de preocuparnos por el dinero y centrarnos en otros aspectos de la vida que son más importantes.

Cuando creé y empecé a practicar las Mañanas Milagrosas, mi situación económica era un desastre. Así que centré mi práctica en aumentar mis ingresos. Aunque Estados Unidos se encontraba en medio de la crisis de 2008, fui capaz de duplicar con creces mis ingresos en menos de dos meses duplicando el número de clientes con los que trabajaba. Cuando comencé a tener mi economía bajo control, empecé a centrarme en mi salud y mi forma física (que habían ido decayendo, pues estar deprimido hacía que me costara motivarme). Cambié de dieta y me comprometí a correr un ultramaratón (porque decidí que eso es lo que representaría el nivel 10 de forma física para mí). Mi salud mental también se transformó por completo, aunque esto no pasó en dos meses. Cambió en mi primerísima Mañana Milagrosa, cuando pasé de sentirme desesperado a sentirme optimista. Y, por supuesto, a Ursula le encantaba ver esta nueva versión mejorada de mí, lo cual transformó nuestra relación. Para mí resulta evidente que cuando te centras en mejorar en cualquier aspecto, el resto de las facetas de tu vida mejoran en consecuencia.

Con esta consciencia, hay una pregunta crucial que creo que tenemos que explorar y para la que debemos encontrar respuesta: ¿qué podemos hacer ahora para dejar de conformarnos con menos de lo que somos capaces y poder crear la vida de 10 que nos merecemos vivir?

TRES PASOS PARA SUPERAR LA MEDIOCRIDAD Y ALCANZAR TU POTENCIAL

Me di cuenta de que la palabra *mediocridad* puede ofender a algunas personas. Si lo interpretas como un juicio, o, de algún modo, con un tono condescendiente, puede que lo recibas como un insulto, lo cual es comprensible. Sin embargo, esta no es mi intención ni el significado que quiero darle, así que me tomaré un momento para definir claramente el término tal y como se utiliza en este libro.

La mediocridad no tiene nada que ver con cómo tú o yo nos comparamos con cualquier otra persona. Simplemente es una cuestión de cómo nos comparamos con la persona que somos capaces de ser, la mejor versión de nosotros mismos. Cuando nos conformamos con menos de lo que queremos y de lo que somos capaces, nos conformamos con la mediocridad en relación con el potencial que llevamos dentro.

Cuando los investigadores de la Cornell University preguntaron a miles de personas en su lecho de muerte de qué se arrepentían más de su vida, un 76 % de los participantes coincidió en la respuesta: «No alcanzar mi yo ideal». No sé a ti, pero a mí me resulta desalentador pensar que tres cuartos de la población lleguen al final de su vida y miren hacia atrás con pesar, pensando: «Ojalá hubiera tenido la valentía de alcanzar mi potencial y vivir la vida que hubiera sido capaz de vivir».

No necesitamos estadísticas que nos digan que la mayoría de las personas tienen problemas para crear una vida que les guste. Podemos mirar a nuestro alrededor, a las personas que hay en nuestro círculo de influencia, a la sociedad en su conjunto, o a la persona que nos devuelve la mirada en el espejo y hacer nuestra propia valoración. ¿Cuántas personas conoces que estén viviendo o intentando vivir la vida a un nivel de 10? Por otro lado, ¿cuántas personas conoces que se estén conformando con menos de lo que quieren y a las que les esté costando disfrutar la vida?

En el resto del capítulo expongo tres pasos sencillos, aunque decisivos, para superar la mediocridad y unirte a aquellas personas que viven la vida marcando sus condiciones.

PASO 1: RECONOCER LA TRISTE REALIDAD DEL 95%

Antes que nada, tenemos que entender y reconocer la seria realidad de que el 95% de nuestra sociedad nunca creará ni vivirá la vida que realmente quiere. Evidentemente, nuestras amistades y familiares no son inmunes a este destino, y nosotros tampoco. Es una cuestión de causa y efecto. Así que es fundamental aceptar la perspectiva de que si no nos comprometemos a pensar y vivir de un modo diferente a la mayoría de la gente, puede que sin quererlo nos estemos condenando a una vida llena de dificultades, igual que la mayoría. Si queremos alcanzar nuestro potencial y ayudar a nuestros seres queridos para que hagan lo mismo, debemos tomar decisiones distintas a partir de ahora.

Tomar el camino fácil es parte de nuestra naturaleza humana, a pesar de las consecuencias. Como no podemos controlar lo que hacen los demás, tenemos que centrarnos en nosotros mismos. Al hacerlo, podemos adoptar una mejor posición para ayudar a los demás. Es como cuando el piloto de un avión te dice que, en caso de emergencia, tienes que ponerte tu máscara de oxígeno primero. Cuando priorizamos nuestro autocuidado, estamos mejor equipados para ayudar a los demás.

Cada día, la mayoría de nosotros sufre con algunos aspectos importantes de su vida. Nos cuesta crear los niveles de éxito, felicidad, amor, realización, salud y prosperidad económica que realmente anhelamos. Ten en cuenta lo siguiente:

1. **En el plano físico.** La obesidad es una epidemia. Enfermedades potencialmente mortales como el cáncer y las enfermedades cardiacas siguen afectando a nuestra sociedad. El ciudadano medio afirma estar agotado y a la mayoría nos cuesta generar suficiente energía para sobrevivir un solo día sin consumir algunas tazas de café o alguna bebida energética. No obstante, a pesar de estar agotados durante el día, nuestras mentes tienden a acelerarse por la noche y millones de personas tienen problemas para dormir bien. El nivel de energía física es crucial para la calidad de vida. Cuando tenemos energía en abundancia, nos sentimos más felices, más motivados y más capaces, y, consecuentemente, podemos ser más productivos. Por el contrario, cuando estamos cansados, agotados o doloridos, solemos sentirnos más deprimidos, nos cuesta más motivarnos y nos sentimos incapaces de ser productivos, por no hablar de conseguir hacer cambios trascendentales en nuestra vida. Algo tiene que cambiar.
2. **En el plano mental y emocional.** Todos queremos sentirnos bien. Queremos ser felices. Queremos disfrutar la vida. Y, sin embargo, cada vez somos más los que luchamos para encontrar alegría y sentido en nuestra vida. Una encuesta reciente muestra que solo el 14% de los norteamericanos adultos dicen ser «muy felices». Según Mental Health America (MHA), el 46% de los norteamericanos cumple los criterios para que le diagnostiquen un trastorno de salud mental en algún momento de su vida, y la mitad de esas personas desarrollará problemas al llegar a los 14 años.
3. **En el terreno de las relaciones.** Nuestra calidad de vida está enormemente influenciada por la calidad de nuestras relaciones y, lamentablemente, cada vez son más las personas que dicen sentirse solas, aisladas y desconectadas de sus amistades y familiares. Aproximadamente la mitad de los matrimonios acaba en divorcio. A muchas parejas que se presentan ante sus amistades y familiares y se comprometen a estar juntas («en lo bueno y en lo malo») les cuesta mantener sus votos

matrimoniales. Como sociedad, muchos dirían que estamos más divididos que nunca. Anhelamos la conexión.

4. **En el plano económico.** Los estadounidenses tienen hoy una deuda personal mayor que en cualquier otro momento de la historia. Pocas personas ganan tanto dinero como les gustaría. La mayoría de nosotros gasta más de lo que gana, no ahorra lo suficiente y le cuesta pagar las facturas, por no hablar de generar una libertad financiera.

Si le preguntaras a cualquier persona infeliz, insatisfecha o que estuviera atravesando serias dificultades si su situación actual formaba parte de su plan de vida, ¿qué crees que te diría? ¿Crees que alguien quiere que su vida sea una lucha? ¡Claro que no! Y esto es lo que da más miedo, porque la gente deja que la vida transcurra en vez de crear activamente la vida que quiere.

Ahora que ya sabemos que la mayoría de nuestra sociedad no está viviendo la vida que había imaginado, el siguiente paso fundamental es entender por qué, para evitar que ese sea también tu destino o para que encuentres la salida si ya formas parte de ese grupo.

PASO 2: IDENTIFICAR LAS CAUSAS DE LA MEDIOCRIDAD Y LAS SOLUCIONES

Dedicaremos la mayor parte de este capítulo a este segundo paso porque identificar qué se interpone entre quienes somos y quienes somos capaces de ser es fundamental para cerrar esa brecha. Vamos a explorar siete causas comunes de la mediocridad, acompañadas de siete soluciones que puedes aplicar de inmediato para superarlas. Plantéate con cuál te sientes más identificado y luego solo tendrás que empezar a aplicar las soluciones correspondientes.

Causa 1: el síndrome del espejo retrovisor

Una de las causas más devastadoras del potencial frustrado es una perspectiva a la que yo llamo *el síndrome del espejo retrovisor* (SER). Nuestro subconsciente está equipado con un espejo retrovisor que nos limita, a través del cual revivimos y recreamos continuamente nuestro pasado. Creemos erróneamente que somos el que éramos, lo cual limita nuestro verdadero potencial en el presente en función de las limitaciones que hayamos podido aceptar en el pasado.

En consecuencia, filtramos cada decisión que tomamos (desde a qué hora nos despertamos por la mañana hasta qué nos permitimos considerar posible en nuestra vida) a través de las limitaciones de nuestras experiencias pasadas. Queremos crear una vida mejor, pero es difícil vernos de otra forma que no sea como nos hemos visto siempre.

En un día cualquiera, una persona suele tener entre 50 000 y 60 000 pensamientos. El problema es que la mayoría de nuestros pensamientos son los mismos, o muy parecidos, de un día al otro. Esto provoca que desarrollemos patrones de pensamiento. Normalmente pensamos lo mismo y generamos los mismos sentimientos y estados de ánimo, día tras día. La baja autoestima se convierte en un patrón de pensamiento. El miedo se convierte en un patrón de pensamiento. El enojo se convierte en un patrón de pensamiento. Esto sigue hasta que tomamos una decisión consciente y hacemos un esfuerzo sostenido para elevar nuestro pensamiento. No es de extrañar que la mayoría de la gente se pase la vida, día tras día, mes tras mes, año tras año, luchando por mejorar su calidad de vida.

Como si fuera una maleta vieja y gastada que se debe sustituir, llevamos encima el estrés, el miedo y las preocupaciones del pasado. Cuando se nos presentan nuevas oportunidades, le echamos un vistazo rápido a nuestro espejo retrovisor para valorar nuestras capacidades en el pasado. «No, nunca he hecho nada parecido. Nunca he alcanzado nada a ese nivel. De hecho, he fracasado una y otra vez». De forma parecida, cuando nos enfrentamos a una situación adversa, volvemos a nuestro fiel espejo retrovisor para que nos indique cómo responder. «Sí, vaya suerte. Esta mierda siempre me pasa a mí. Voy a tirar la toalla; eso es lo que he hecho siempre cuando las cosas se ponen difíciles».

Solución 1: acepta tu potencial ilimitado

Para ir más allá de las limitaciones de tu pasado, tienes que dejar de percibir tu valor y tus capacidades a través de tu espejo retrovisor psicológico. Debes estar dispuesto a ver lo que es posible para ti a través de la lente de tu potencial innato e ilimitado. Puedes empezar aceptando y afirmando el paradigma «Lo que determina de qué soy capaz es mi potencial, no mi pasado».

La práctica de las Mañanas Milagrosas te proporcionará un marco de trabajo para mejorar tus patrones de pensamiento habituales e inconscientes y programará tu mente subconsciente para experimentar y producir más de lo que quieres en la vida. Serás capaz de desarrollar la confianza de que, de ahora en adelante, independientemente de tu pasado, eres capaz de crear lo que quieres en la vida.

Puede que esto te parezca ilógico, pero al principio ni siquiera es necesario que lo creas. De hecho, seguramente no lo creerás. Es posible que intentar establecer la creencia de que puedes ser mejor de lo que fuiste en el pasado te haga sentir incómodo y falso. Esto es de esperar. Pero pronto conseguirás sustituir las dificultades y limitaciones de tu pasado por opciones y oportunidades inspiradoras para tu futuro.

Causa 2: falta de objetivos

Si le preguntas a cualquiera cuál es su objetivo en la vida, te mirará raro o te responderá algo así como: «Pues yo qué sé. Solo intento seguir adelante». ¿Y si te preguntara a ti? ¿Qué dirías?

Nuestro objetivo en la vida es el «porqué» subyacente que hace que nos despertemos cada mañana y hagamos todo lo que está en nuestras manos para alcanzar lo que queremos en la vida. Las personas que saben cuál es su objetivo en la vida tienen un mayor nivel de claridad que les permite tomar medidas decisivas cada día. Sin embargo, a la mayoría de nosotros no nos enseñaron a identificar cuál era nuestro objetivo en la vida, así que es comprensible que la mayoría de las personas no lo tenga.

Aunque nuestro objetivo puede ser una de las consideraciones más importantes de nuestra vida, es posible que nuestros padres no nos hayan enseñado este concepto y, desde luego, tampoco se trata en la mayoría de las escuelas. En vez de eso, solemos acabar centrados en intentar superar otro día, tomando el camino que ofrezca menos resistencia y buscando placeres efímeros a corto plazo mientras evitamos cualquier dolor o malestar que nos pueda permitir crecer y evolucionar. Si deseamos alcanzar nuestro verdadero potencial, tener claro el propósito de nuestra vida puede marcar la diferencia. Tener un propósito de vida claramente definido significa haber fijado una dirección y metas. Básicamente, esto servirá como el motor y sistema de navegación que impulsará nuestros pensamientos y acciones a lo largo de nuestros días. Este propósito agilizará nuestra toma de decisiones y nos ayudará a avanzar en la dirección correcta.

Solución 2: elige tu objetivo en la vida

A ver, entiendo que pensar en cuál es tu «objetivo en la vida» puede ser un poco intimidante, pero tengo buenas noticias para ti: no tienes que averiguarlo, sino que puedes inventártelo. Y lo puedes cambiar siempre que quieras. Tu objetivo puede ser cualquier manera de ser y/o de servir a los demás que te inspire a levantarte cada día y a vivir de acuerdo con la persona que quieres llegar a ser. Puede ser una manera general de ser/servir, como, por ejemplo, «llegar a ser la mejor versión de mí y ayudar a los demás a hacer lo mismo» o «disfrutar cada momento de esta vida que tengo la suerte de vivir y ser una fuente de felicidad para los demás». También puede ser algo más específico, como «aportar una seguridad económica para mi familia» o «conseguir que millones de personas tengan acceso a agua potable y limpia». No hay ninguna respuesta errónea.

Tu objetivo en la vida no tiene por qué ser exageradamente ambicioso. No todos los objetivos tienen que acabar con «y cambiar el mundo». Tu objetivo en la vida tiene que inspirarte a ti y sacar lo mejor de ti cada día, no necesariamente tiene que implicar cambiar el mundo. Sin embargo, quienes deciden identificarse con su objetivo y vivir de acuerdo con él suelen tener una mayor influencia en los demás.

Tu objetivo en la vida puede —y probablemente lo hará— cambiar y evolucionar con el tiempo. A medida que crezcas y evoluciones, también lo hará tu objetivo de vida. Lo que elijas hoy no es inamovible. Saber que no te estás comprometiendo con un único objetivo definido para el resto de tu vida puede que te facilite el proceso de elegir uno ahora. A mí me gusta pensar que elegir un objetivo de vida es como probarse y comprarse ropa. Ves qué tal te queda y cómo te hace sentir, la llevas puesta tanto rato como necesites y sigues abierto a hacer cambios cuando sea oportuno. Aquí tienes algunos ejemplos de diferentes objetivos de vida que he adoptado a lo largo de los años:

- Ser la persona más positiva que conozca (19 años).
- Aportar valor a las vidas de tantas personas como pueda de forma altruista (25 años).
- Convertirme en la persona que necesito ser para crear todo lo que quiero en mi vida y ayudar a los demás a hacer lo mismo (29 años).
- Ayudar a elevar la consciencia de la humanidad, persona a persona, empezando por elevar mi propia consciencia (42 años).

Seguramente te habrás fijado en que todos estos objetivos de vida tienen que ver con convertirme en una mejor versión de mí mismo o con ayudar a los demás a hacer lo mismo.

Personalmente, creo que el mejor regalo que le podemos dar a otra persona es alcanzar nuestro potencial para poder mostrarle lo que es posible, predicar con el ejemplo y ayudarle a alcanzar su potencial. Imagino que, si cada persona se esforzara por vivir al máximo de su potencial y ayudara a los demás a hacer lo mismo, tendríamos una sociedad llena de personas mucho más felices, satisfechas y productivas. Pero este es mi punto de vista. Tu objetivo puede consistir en ser el padre o la madre que se merecen tus hijos o conseguir la libertad económica. Repito, no hay respuestas equivocadas.

Causa 3: aislar incidentes

Una de las causas más frecuentes, aunque no tan obvias, de la mediocridad es el concepto de aislar incidentes. Esto sucede cuando suponemos equivocadamente que cada decisión que tomamos y cada acción individual que realizamos solo afecta a ese momento en particular o a esa circunstancia. Por ejemplo, puede que pensemos que no es tan grave saltarse un entrenamiento, dejar un proyecto para más tarde o comer comida basura porque mañana tendremos la oportunidad de enmendarlo. Cometemos un error al pensar que saltarnos un entrenamiento solo nos afecta en esa ocasión y que la próxima vez ya tomaremos una decisión mejor. Pero cuando lo hacemos, perdemos la visión de conjunto.

El impacto y las consecuencias reales de cada una de nuestras decisiones y acciones, e incluso de nuestros pensamientos, son colosales, porque cada pensamiento, decisión y acción determina en qué persona nos estamos convirtiendo, lo que en última instancia determinará la calidad de nuestra vida. Como dijo T. Harv Eker en su *bestseller Los secretos de la mente millonaria*, «La forma en que haces cualquier cosa es la forma en que lo haces todo».

Cada vez que eliges hacer lo fácil (cualquier cosa que no esté alineada con tus valores o con los objetivos que quieres alcanzar) en vez de lo correcto (cualquier cosa que esté alineada con tus valores y que te acerque a tus objetivos) le estás dando forma a tu identidad, convirtiéndote en el tipo de persona que prefiere hacer lo fácil en vez de lo correcto. Por otro lado, cuando eliges hacer lo correcto y te mantienes firme con tus compromisos, sobre todo cuando no te dan ganas de hacerlo, estás desarrollando la extraordinaria disciplina (que la mayoría de la gente no llega a desarrollar) de crear resultados extraordinarios en tu vida.

Solución 3: ten presente el impacto de tus decisiones

Tenemos que dejar de aislar los incidentes como este en nuestras mentes y empezar a tener una visión más amplia. Date cuenta de que cada decisión que tomas tiene un impacto en la persona en quien te conviertes, lo que a su vez determina la vida que eres capaz de crear. Cuando tienes presente esta perspectiva, empiezas a tomarte el despertador más en serio. Cuando lo apagues por la mañana y estés tentado de apretar el botón de «posponer», empieza a pensar: «Espera, esta no es la persona en quien me quiero convertir, alguien que no tiene suficiente disciplina como para levantarse de la cama por la mañana. Ahora me levanto, porque me comprometí a __________ (despertarme temprano, alcanzar mis metas, convertirme en la persona que necesito ser para crear todo lo que quiero en la vida, etc.)».

Recuerda que la persona en quien te estás convirtiendo es mucho más importante que lo que estés haciendo y que lo que estás haciendo determina en quién te estás convirtiendo.

Causa 4: falta de corresponsabilidad

La corresponsabilidad es el acto de hacerte responsable ante otra persona de alguna acción o resultado, y la conexión entre la corresponsabilidad y el éxito es irrefutable. Piensa que prácticamente toda la gente con éxito (desde ejecutivos y directores generales hasta deportistas profesionales y personas de alto rendimiento de todos los ámbitos de la vida) tiene un alto grado de corresponsabilidad. Les da la fuerza necesaria para actuar y alcanzar resultados extraordinarios, especialmente cuando no quieren dar lo mejor de sí. La corresponsabilidad saca lo mejor de cada persona.

Piensa también que la mayoría de los resultados positivos que tú y yo hemos logrado desde que nacimos hasta los 18 años fueron gracias a la responsabilidad inculcada por los adultos en nuestra vida (padres, profesores, jefes, etc.). Comimos verdura, hicimos los deberes, nos cepillamos los dientes, nos bañamos y nos fuimos a la cama a una hora razonable. Si esos adultos no nos hubieran inculcado esa responsabilidad, ¡habríamos sido unos niños ignorantes, malnutridos y faltos de sueño e higiene!

Piensa en alguna ocasión en la que supieras que alguien contaba contigo para encontraros en alguna parte, pero no deseabas ir. Quizá era para ir al gimnasio o para salir a cenar, y si no hubiera sido porque esa otra persona estaba esperando que aparecieras, te hubieras quedado en casa. ¿Verdad que siempre es más probable que demos la cara y no tiremos la toalla cuando tenemos a otra persona que nos corresponsabiliza de nuestros actos?

La verdad es que la corresponsabilidad ha traído orden a nuestra vida y nos ha permitido avanzar, mejorar y alcanzar resultados que no hubiéramos conseguido de ninguna otra forma. El problema es que la mayoría de nosotros tiende a resistirse o a rechazar la corresponsabilidad. Lo hacemos porque no es algo que tú y yo pidiéramos, sino algo que nos imponían los adultos en contra de nuestra voluntad. Ninguna criatura en la historia ha dicho: «Mamá, ¿serías tan amable de hacerme corresponsable de que me cepille los dientes y mantenga otros hábitos positivos en la vida? Gracias».

Igual que con la mayoría de las cosas que nos fuerzan a hacer, crecemos molestos con la corresponsabilidad. Luego, al cumplir los 18 años, aprovechamos cada milímetro de libertad conseguida, y continuamos evitando la responsabilidad como si fuera la peste. Esta actitud hacia la corresponsabilidad es, en gran medida, la que ha perpetrado nuestra espiral descendente hacia la mediocridad, provocando que desarrollemos actitudes mentales y hábitos perjudiciales, como ser perezosos, procrastinar, desviar la responsabilidad y, en general, hacer lo mínimo necesario para salir adelante. Evidentemente, todo esto es contraproducente a la hora de alcanzar nuestro potencial ilimitado.

Toma este libro como ejemplo. La realidad es que la mayoría de las personas que lee cualquier libro de no ficción nunca pone en práctica lo que aprende porque no tienen que rendir cuentas ante nadie. Me imagino que sabes de lo que hablo. ¿Alguna vez has acabado de leer un libro, uno que contuviera información que te podía cambiar la vida, y lo único que hiciste al respecto fue elegir qué libro leerías a continuación? Yo también. Hay una manera de cambiarlo.

Solución 4: reestablece la corresponsabilidad en tu vida

Ahora que todos hemos crecido y nos esforzamos para alcanzar niveles de éxito y satisfacción dignos, tenemos que invitar a la corresponsabilidad para que vuelva a nuestra vida. Para hacerlo, responsabilízate de iniciar tu propia estrategia de corresponsabilidad (o vuelve a vivir con tus padres). Tu estrategia de corresponsabilidad puede ser tan sencilla como ponerte en contacto con una amistad, un familiar o compañero de trabajo (cualquier persona que pueda apoyarte para que cumplas tus compromisos) e invitarlo a ser tu tándem de responsabilidad. O, si quieres llevarlo un paso más allá y trabajar con alguien formado para que los demás se responsabilicen de forma efectiva, puedes contratar un *coach* profesional.

Para beneficiarte del poder de la corresponsabilidad en la vida, y especialmente para ayudarte a poner en práctica tu nuevo ritual de las Mañanas Milagrosas, te recomiendo que te tomes unos minutos para plantearte a quién podrías pedirle que fuera tu tándem. Te recomiendo que lo hagas ahora, mientras lees este libro, para que cuando llegues al «Capítulo 10: El viaje de transformación de tu vida en 30 días con las Mañanas Milagrosas» ya tengas a alguien que te brinde apoyo y motivación, y a quien tú puedas ofrecerle lo mismo. Ambos se beneficiarán de esta corresponsabilidad y no tirarán la toalla.

Si piensas: «Nadie que conozca haría esto conmigo», ten en cuenta que realmente no sabes en qué situación mental y emocional se encuentra cada persona, con qué está lidiando internamente y si alguien en concreto está preparado (o desesperado) para cambiar.

Si te sientes más cómodo en un contexto de grupo, en vez de cara a cara con otra persona, también puedes crear un pequeño grupo de corresponsabilidad formado por varias personas. Yo lo he hecho invitando a un puñado de compañeros a una llamada de grupo por semana para rendir cuentas entre nosotros y brindarnos apoyo para alcanzar nuestros objetivos individuales. El resultado fue que los cinco vivimos claramente el mejor año de nuestra trayectoria profesional.

Si no se te ocurre nadie, o estás seguro de que nadie a quien conozcas estará interesado en ser tu tándem, siempre tendrás las puertas de la Comunidad de las Mañanas Milagrosas abiertas para pedir si alguien quiere ser tu tándem. Esto es algo muy común en la comunidad. Para ponerte en contacto con un tándem de forma rápida y fácil, publica algo sencillo y directo como: «Acabo de empezar a leer *Mañanas milagrosas* y estoy buscando un tándem para apoyarnos mutuamente en el Viaje en 30 días. Estoy en el huso horario de la zona central de Estados Unidos, así que, si alguien está interesado, que me lo haga saber. ¡Gracias!». ¡Recuerda que cualquiera que te responda es posiblemente el tipo de persona que quieres mantener en tu círculo de influencia!

Para que quede claro, no es obligatorio que tengas un tándem para empezar tu Viaje de transformación de tu vida en 30 días.

Yo no tenía tándem cuando empecé. Sin embargo, reestablecer una corresponsabilidad constante en tu vida puede ser una de las maneras más efectivas de salir de tu zona de confort y llevar tus resultados (en cualquier campo) al siguiente nivel. Así que te animo a dedicar 10-15 minutos a hacer una lista de tándems potenciales y a invitarles a unirse al reto de las Mañanas Milagrosas.

Causa 5: un círculo de influencia mediocre

Y otra vez esa palabra: *mediocre*. Recuerda el contexto: ser mediocre se define como conformarte con menos de lo que quieres y de lo que eres capaz, algo con lo que todos luchamos. Dicho esto, creo que a menudo subestimamos la importancia de la compañía que tenemos, sin ser conscientes del impacto que nuestro círculo de influencia tiene en nuestra salud mental, nuestra calidad de vida y los niveles de éxito en casi todos los aspectos de nuestra vida. Tomémonos un momento para reflexionarlo sobre ello.

Jim Rohn hizo esta famosa afirmación: «Eres la mezcla de las cinco personas con las que pasas más tiempo». Aunque este principio es sólido, creo que la cifra es un tanto arbitraria. Por ejemplo, si te pasas la mayoría del tiempo con una única persona, la manera que tenga de pensar, su estado emocional y sus hábitos te afectarán e influenciarán tu manera de pensar, tu estado emocional y tus hábitos.

Si las personas con las que pasas más tiempo son generalmente felices y emocionalmente inteligentes, lo más probable es que llegues a ser más feliz y emocionalmente inteligente por el simple hecho de estar en su presencia. Si las personas de tu círculo más íntimo valoran una alimentación saludable, no es muy probable que llegues a una reunión con una bolsa de McDonald's. Y si pasas tiempo con personas con ingresos considerables y a las que se les da bien la gestión del dinero (incluso si entras en su círculo ganando mucho menos), su manera de pensar y de ganar dinero seguramente se te acabará pegando y te ayudará a aumentar tu nivel de éxito económico.

Por el contrario, si las personas con las que pasas más tiempo son generalmente infelices, emocionalmente inestables, tienen problemas económicos, llevan una vida poco saludable, se quejan constantemente y se conforman con la mediocridad sistemáticamente (con menos de lo que son capaces), esto te influenciará y te acercará a todo lo que acabo de mencionar. Si las personas con las que te relacionas no se esfuerzan para mejorar su vida, no te retarán ni inspirarán para que mejores.

Solución 5: actualiza tu círculo de influencia

Buscar intencional y proactivamente a personas con una mentalidad afín a la tuya es una de las maneras más efectivas de mejorar tu vida. Desgraciadamente, habrá muchos lectores que estén preparados para mejorar y para mejorar su vida, pero que estén rodeados de personas que no se esfuerzan por mejorar nada. Esto puede ser especialmente difícil cuando esas personas son tu familia o tu pareja.

Aunque no puedes controlar lo que hacen los demás, sí puedes controlar lo que haces tú. Al fin y al cabo, tú decides quién te comprometes a llegar a ser (una persona positiva, con éxito, feliz, valiente, generosa, etc.) y cómo vivirás la vida, independientemente de quién elijan ser las personas que te rodean y cómo decidan vivir. Dicho de otra forma, mejorar tu círculo de influencia empieza por mejorarte a ti. Del mismo modo que la gente que te rodea influencia tu manera de pensar y de ser, la forma en que te muestras tú influye en quienes te rodean.

A medida que practiques tus Mañanas Milagrosas y empieces a elevar tu consciencia (siendo más consciente sobre cómo tus pensamientos, palabras y acciones influyen en ti y en quienes te rodean) te darás cuenta naturalmente de qué personas operan en un nivel de consciencia similar y te sentirás atraído por ellas. Sin embargo, estas personas no suelen caer del cielo. Tienes que buscar activamente a estas personas con mentalidades afines y que contribuirán a tu evolución personal. Encuentra a personas que sean positivas y proactivas, que crean en ti, que te apoyen y te animen y que mejoren la calidad de tu vida con el simple hecho de tenerlas cerca.

Hay un refrán que dice: «desgracia compartida, menos sentida», pero esto también es aplicable a la mediocridad. No dejes que los miedos, las inseguridades y las creencias limitantes de los demás limiten lo que es posible para ti. Uno de los compromisos más importantes que adquirirás en tu vida es el de mejorar proactiva y continuamente tu círculo de influencia. Busca siempre a gente que aporte valor a tu vida y que saque lo mejor de ti. Y, por supuesto, sé esa persona para los demás.

Causa 6: falta de desarrollo personal

Aunque todos los humanos nacimos con una motivación y un deseo innatos de alcanzar nuestro potencial y crear la vida más trascendental posible, la mayoría de nosotros no dedica tiempo cada día a desarrollar sistemáticamente las cualidades y características que le permitirán crear esa vida. Consecuentemente, acabamos sometiéndonos sin quererlo a constantes dificultades para alcanzar los niveles de salud, felicidad, amor, seguridad, estabilidad económica y éxito que realmente deseamos.

Piensa que cuando no consigues encontrar tiempo para el desarrollo personal, puede que te veas forzado a soportar un sufrimiento no deseado. Recuerda la filosofía de Jim Rohn que me inspiró a crear las Mañanas Milagrosas al principio: «Tu nivel de éxito pocas veces será superior a tu nivel de desarrollo personal, porque el éxito es algo que atraes siendo la persona en la que te conviertes». En cierto modo, esta es la esencia de las Mañanas Milagrosas, convertir el desarrollo personal en una práctica diaria.

Solución 6: elaborar un ritual diario de desarrollo personal

El desarrollo personal es la práctica de la autosuperación. Tu nivel de desarrollo personal es una valoración general de tu mentalidad, conocimiento, habilidades, creencias, hábitos, etc., actuales. Establecer un ritual diario de desarrollo personal y comprometerse con él te permitirá aprender, crecer y evolucionar continuamente para convertirte en la persona que debes ser para crear la vida que quieres y disfrutar de la que tienes.

Una vida mejor está a tu alcance, independientemente de lo que te haya ocurrido en el pasado, porque tienes un mejor *tú* a tu disposición. La clave de esa vida es desarrollar la mentalidad, las habilidades y los hábitos que necesitas para crear y vivir esa vida de forma constante. Las Mañanas Milagrosas son un ritual diario que se encarga de que dediques tiempo al desarrollo personal para que puedas seguir desarrollándote hasta convertirte en la persona que quieres llegar a ser. A medida que tú mejoras, la vida mejora.

Causa 7: falta de urgencia

La causa subyacente del potencial inalcanzado, que impide que la gente haga mejoras significativas en su calidad de vida, es que no nos sentimos apremiados a hacer nada de una forma distinta. A menos que nos encontremos con una emergencia, la naturaleza humana lo pospone todo durante el mayor tiempo posible.

Tendemos a vivir con la mentalidad del «algún día» y equivocadamente damos por supuesto que la vida se arreglará sola (si eres optimista) o que no sirve de nada intentarlo (si eres pesimista). Sea como fuere, esta mentalidad del «algún día» es perpetua y lleva a una vida de procrastinación, potencial inalcanzado y arrepentimiento. Algún día nunca es hoy, con lo que nunca llega nuestro momento de hacer cambios trascendentales. La falta de urgencia hace que nos despertemos un día y nos preguntemos qué demonios pasó. ¿Cómo llegó nuestra vida a ese punto?, ¿cómo es que acabamos así?

Solución 7: haz que cada día sea el día más importante de tu vida

Todos hemos sufrido el dolor del arrepentimiento, como resultado de pensar y convencernos para ser, hacer y tener menos de lo que somos capaces de conseguir. Los días mediocres se convierten en semanas mediocres. Las semanas mediocres, en meses mediocres. Los meses mediocres se convierten, inevitablemente, en años mediocres.

Ahora tenemos que adoptar la perspectiva de que *hoy* importa más que cualquier otro momento de nuestra vida, porque lo que decidimos hacer cada día determina en quién nos convertimos y lo que seremos capaces de hacer mañana. Si tomamos buenas decisiones hoy, seremos más capaces de tomar buenas decisiones mañana.

Por otro lado, si no te comprometes *hoy* a convertirte en la persona que necesitas ser para crear la vida de 10 que tú y tus seres queridos se merecen, ¿qué te hace pensar que mañana, la semana que viene, el mes que viene o el año que viene será diferente? Seguramente no lo será. Por eso tienes que elegir conscientemente mantener un sentido de urgencia para que cada día cuente.

PASO 3: LLEGÓ EL MOMENTO DE MARCAR UN PUNTO DE PARTIDA

En este capítulo identificamos siete causas de la mediocridad y cómo superarlas. Reconocimos la realidad de que la sociedad nos condiciona a conformarnos con menos de lo que somos capaces. Tienes muy presente que a la mayoría de las personas le cuesta crear la vida que quiere y que, si tú y yo no nos comprometemos a pensar y a vivir de una forma distinta a la mayoría de la gente, será muy probable que, inevitablemente, nosotros también nos acabemos conformando con menos y que nos cueste avanzar.

Este tercer paso fundamental para ir más allá de la mediocridad consiste en marcar un punto de partida, decidiendo que empezarás a hacer las cosas de otra manera a partir de hoy. Ni mañana ni la semana que viene, ni el mes que viene ni algún día. Toda tu vida cambia el día en el que decides que ya no quieres conformarte con menos de lo que eres capaz. Si no lo has hecho ya, haz que *hoy* sea tu día, el día en el que decides que hoy es el día más importante de tu vida porque la persona en la que te conviertas, partiendo de las decisiones que tomas y las acciones que emprendes, determinará quién serás el resto de tu vida.

Tanto si te das cuenta de ello como si no, ya estás elevando tu consciencia al ser más consciente e intencional acerca de cómo tus pensamientos, palabras y acciones te afectan a ti y a los que te rodean. De este modo, ya estás encaminado para convertirte en la persona que necesitas ser para crear y vivir la vida que te mereces.

Así pues, demos un paso más en esta emocionante aventura planteándonos una pregunta importante...

4
Y TÚ ¿POR QUÉ TE DESPERTASTE ESTA MAÑANA?

> Tienes que despertarte cada día con decisión si quieres irte a la cama con satisfacción.
>
> George Lorimer

> El primer ritual del día es el que te da más ventajas, de lejos, porque tiene el efecto de predisponer la mente y el contexto para el resto de tu día.
>
> Eben Pagan

¿Por qué te tomaste la molestia de salir de la cama esta mañana? Piénsalo por un momento. ¿Por qué te levantas a la hora que te levantas, en general, por las mañanas? ¿Por qué abandonas la comodidad de tu acogedora y calientita cama? ¿Es porque quieres? ¿O porque no tienes más remedio?

Si eres como la mayoría de la gente, te despiertas cada mañana con el incesante pitido del despertador y te arrastras a regañadientes fuera de la cama porque tienes que estar en otra parte, hacer algo, responder ante alguien o cuidar de otra persona. Le damos al botón de «posponer» del despertador y nos resistimos al inevitable acto de levantarnos, sin darnos cuenta de que nuestra resistencia está mandando mensajes desmotivadores a nuestra mente subconsciente, como «No tengo suficiente disciplina para salir de la cama, y aún menos para hacer lo que tengo que hacer para cambiar mi vida».

Si nos dieran a elegir entre quedarnos en la cama tanto tiempo como fuera posible o salir de ella para empezar el día de una forma óptima (porque normalmente no tenemos la sensación de poder elegir), la mayoría de las personas preferiría quedarse en la cama.

CAMARÓN QUE SE DUERME SE LO LLEVA LA CORRIENTE: LA VERDAD SOBRE EL DESPERTAR

Puede que el dicho «camarón que se duerme se lo lleva la corriente» tenga un significado mucho más profundo de lo que pensamos. Cuando nos resistimos a despertarnos y retrasamos el momento de salir de la cama, nos estamos resistiendo al mismo tiempo a la oportunidad de despertarnos y crear la vida que decimos que queremos. Cuando respondemos al sonido del despertador con un diálogo interno del tipo: «Oh, no, ya es por la mañana. Tengo que despertarme. No quiero levantarme», también nos estamos diciendo a nosotros mismos (y al universo, si crees en este tipo de cosas): «Sé que digo que quiero mejorarme a mí mismo y mejorar mi vida, pero no tanto como quiero quedarme aquí, inconsciente, un rato más». Reflexiona sobre el tipo de mentalidad subóptima que encarnamos cuando empezamos el día con esta resistencia.

Darle al botón de «posponer» una y otra vez también tiene un impacto psicológico inevitable. Según Robert S. Rosenberg, el director médico del Centro de Trastornos del Sueño en Prescott Valley (Arizona, Estados Unidos), «Cuando pulsas el botón de "posponer" reiteradamente estás haciéndote dos cosas negativas.

En primer lugar, estás fragmentando el poco tiempo extra que tienes para dormir, así que acaba siendo de mala calidad. En segundo lugar, te dispones a empezar un nuevo ciclo de sueño al que no das suficiente tiempo para acabar. Esto puede provocar una somnolencia persistente durante todo el día».

Muchas personas que tienen dificultades para salir de la cama cuando suena el despertador afirman que las mañanas son el momento más difícil del día para ellas. Se despiertan sintiéndose estresadas por algún aspecto de su vida o por la vida en general, con lo que retrasan lo máximo posible el momento de levantarse y salir de la cama. Para algunas personas se debe al trabajo al que se sienten obligadas a ir, o a una relación que está fracasando. Otras personas se sienten así a causa de una depresión crónica y su capacidad para afectar la mente, los sentimientos y el corazón de alguien sin ser capaces de nombrar un motivo concreto.

Independientemente de la causa, no empezar nuestras mañanas con intención y propósito puede tener un impacto perjudicial en nuestra salud mental y nuestro bienestar emocional. Acaba convirtiéndose en un círculo vicioso: nos despertamos desesperados, nos pasamos el día dando vueltas a pensamientos y emociones estresantes, nos vamos a la cama deprimidos o inquietos, y volvemos a repetir el ciclo de la melancolía al día siguiente.

En cambio, cuando tienes instaurado un ritual matutino de desarrollo personal, un ritual que te garantiza que comienzas el día con intención, propósito y optimización personal, interrumpes el ciclo. En vez de acostarte con estrés y preocupación por tener que despertarte y enfrentarte a tus problemas, puedes irte a la cama cada noche sintiéndote optimista y emocionado por empezar el día con prácticas demostradas para mejorar tu vida. Tener un ritual matutino es como tener un amortiguador contra los retos de la vida. En vez de despertarte y sentirte inmediatamente estresado y agobiado, comienzas cada día en un estado mental, físico, emocional y espiritual óptimo, lo cual te permite gestionar las circunstancias difíciles, disfrutar de la vida y alcanzar tus objetivos con más eficiencia.

EN REALIDAD, ¿CUÁNTAS HORAS NECESITAMOS DORMIR?

En la primera edición de *Mañanas milagrosas*, no hice hincapié en la importancia de dormir lo suficiente. Lo pasé por alto. Pero el sueño es una de las herramientas más relevantes para optimizar nuestra salud mental, física y emocional. Profundizaremos mucho más sobre el tema en el «Capítulo 11: Noches Milagrosas», pero creo que es importante empezar a abordarlo aquí.

Cuando nos planteamos cuántas horas necesitamos dormir para tener un mejor rendimiento, los expertos en sueño afirman que no hay un número universal que se pueda aplicar a todo el mundo. Las pautas de la Fundación Nacional del Sueño de Estados Unidos aconsejan que los adultos sanos duerman entre siete y nueve horas por noche. Los bebés, los niños pequeños y los adolescentes necesitan aún más horas de sueño para posibilitar el crecimiento y el desarrollo. Las personas mayores de 65 años deberían dormir entre siete y ocho horas por noche.

En la cantidad óptima para cada persona influyen variables como la edad, la genética, la salud general, el ejercicio (o la falta de él), la dieta, los niveles de estrés y los rituales nocturnos (incluyendo el tiempo que transcurre entre la última comida y la hora de acostarse), por mencionar algunas. Aunque puede que estés de maravilla después de dormir entre seis y siete horas, es posible que otra persona necesite entre ocho y nueve horas para tener un funcionamiento óptimo.

Como la edad y la genética están fuera de nuestro control, a mí me parece mucho más útil centrarse en los factores que sí podemos controlar: es decir, la dieta, el ejercicio y nuestros rituales nocturnos. Por ejemplo, si tu dieta consiste en alimentos procesados, con conservantes, saborizantes y colorantes artificiales, pesticidas y exceso de azúcar y carbohidratos, puede que tu cuerpo necesite más horas de sueño para lidiar con los efectos nocivos de tales alimentos y eliminar las toxinas que hayas consumido. Del mismo modo, si comes demasiado cerca de la hora de acostarte (entre una o dos horas antes), cargas a tu cuerpo con la digestión de la comida mientras estás intentando dormirte, en vez de darle un tiempo ininterrumpido para que descanse y se regenere.

En cambio, si sigues una dieta que consista principalmente en alimentos saludables, integrales y ricos en nutrientes (como fruta, verdura y carne ecológicas), y acabas tu última comida del día unas horas antes de acostarte (dándole tiempo al cuerpo para que pueda digerirla correctamente), tu cuerpo podrá descansar y regenerarse mucho más fácilmente. La persona que mantiene una dieta saludable casi siempre tendrá más energía y funcionará más óptimamente, incluso si duerme menos, que la persona que sigue una mala dieta.

Dado que hay tal variedad de resultados contradictorios procedentes de innumerables estudios y expertos, y como la cantidad ideal de horas de sueño depende de cada persona, no voy a tratar de argumentar que existe un enfoque correcto en cuanto a las horas de sueño. En vez de esto, compartiré mis propios resultados, fruto de mi experiencia y experimentación personal y del estudio de los hábitos de sueño de algunas de las mentes más brillantes de la historia. Te advierto que esto puede resultar un tanto controvertido.

CÓMO DESPERTARSE CON MÁS ENERGÍA

Tras experimentar con distintas duraciones de sueño, hice un descubrimiento bastante inesperado: cómo nos sentimos por la mañana depende en gran medida de nuestra creencia personal acerca del número de horas de sueño que necesitamos y cómo nos sentiremos por la mañana. Dicho de otra forma, y esta es una distinción importante, el modo en que nos sentimos cuando nos despertamos por la mañana no se basa únicamente en el número de horas que dormimos, sino también en la cantidad de sueño que creemos que necesitamos y cómo nos decimos a nosotros mismos que nos sentiremos por la mañana.

Por ejemplo, si crees que necesitas dormir ocho horas para sentirte descansado, pero te vas a la cama a medianoche y tienes que despertarte a las seis de la mañana, seguramente te dirás: «Solo voy a dormir seis horas. Mañana por la mañana voy a estar cansadísimo». Entonces, ¿qué pasa en cuanto suena el despertador y te das cuenta de que es hora de despertarse? ¿Cuál es el primer pensamiento que te llega a la consciencia? Normalmente es el mismo pensamiento que tuviste antes de acostarte: «Me lo temía, solo dormí seis horas y ahora estoy cansadísimo». Es una profecía autocumplida y autosaboteadora. Si te dices que estarás cansado por la mañana, independientemente de la cantidad de horas que duermas, te predispones a sentirte cansado. Si crees que necesitas dormir ocho horas para sentirte descansado, no te sentirás descansado cuando duermas menos. Pero ¿y si cambiaras tus creencias?

Desarrollar una comprensión básica acerca de lo que suele denominarse la *conexión mente-cuerpo* (o lo que los científicos denominan el *paradigma biopsicosocial*) se ha convertido en algo cada vez más útil, ya que las investigaciones siguen demostrando que nuestros pensamientos, sentimientos, creencias y actitudes pueden afectar positiva o negativamente a nuestro funcionamiento biológico. El cuerpo y el cerebro están conectados mediante vías neurales, y la comunicación se produce a través de mensajeros químicos y físicos, como los neurotransmisores y las hormonas. Estos mensajeros transmiten señales entre el cuerpo y el cerebro para controlar nuestras funciones cotidianas, desde la respiración, la digestión y las sensaciones de dolor hasta el ritmo cardiaco, los pensamientos y las emociones. Esto significa que tus pensamientos y emociones son, en realidad, procesos físicos, y tienen un efecto significativo en los sistemas de tu cuerpo. Sin embargo, no necesitas un estudio científico que te diga que cuando te vas a dormir estresado y agobiado, normalmente te despiertas estresado y agobiado.

Personalmente, he tenido varias experiencias de primera mano que me han demostrado el poder fisiológico que ejercemos cuando utilizamos nuestra conexión mente-cuerpo de forma consciente e intencional. Recuerda que, después de mi accidente de tráfico, los médicos me dijeron que no volvería a caminar. Sin embargo, elegí creer que sí podría hacerlo. Medité y visualicé mi cuerpo sanando y me vi caminando. Afirmé, con una fe y un optimismo inquebrantables, que volvería a caminar. Y tres semanas después del accidente, después de romperme la pierna y la pelvis en múltiples partes, mis médicos se quedaron perplejos cuando una radiografía rutinaria mostró que mi cuerpo se estaba curando más allá de lo que creían posible. Unas horas más tarde, di mi primer paso. Esto me impulsó a empezar a estudiar la conexión mente-cuerpo para poder entenderla mejor y aplicarla.

Hace unos años tuve la oportunidad de entrevistar al doctor Bernie Siegel, prestigioso cirujano especializado en cáncer y autor de *bestsellers*. Me dijo que de los miles de pacientes con cáncer que había tratado a lo largo de sus más de cuarenta años de trayectoria profesional, lo que tenían en común casi todos los supervivientes era su mentalidad y, específicamente, el hecho de que creyeran que eran capaces de curarse. Me dijo que había trabajado con muchos pacientes que, estadísticamente, no deberían haber sobrevivido, y que lo que tenían en común era que mantenían una fe inquebrantable en que sobrevivirían, a pesar de que todas las probabilidades estuvieran en su contra. También me dijo que vio a innumerables pacientes (personas con cánceres mucho menos mortales) que dejaban de creer que podrían curarse y, lamentablemente, fallecían.

Basándome en las investigaciones científicas, las innumerables experiencias de otras personas y mis propias experiencias, considero que, si podemos utilizar nuestra mente para desafiar las probabilidades y vencer enfermedades físicas aparentemente insuperables, podemos utilizar esa misma mente para influir en la calidad de nuestro sueño y cómo nos sentimos por la mañana. Para poner a prueba esta teoría, he experimentado con distintas duraciones del sueño, desde dormir tan solo cuatro horas hasta dormir nueve. La otra única variable en mi experimento era la intención que me marcaba sobre cómo me sentiría por la mañana en función del número de horas que durmiera. Primero me dije, justo antes de acostarme, que no estaba durmiendo suficiente y que estaría cansadísimo cuando me despertara por la mañana. Albergar esta creencia antes de acostarme se convirtió en una profecía autocumplida.

Durmiendo cuatro horas, me desperté cansadísimo.

Durmiendo cinco horas, me desperté cansadísimo.

Durmiendo seis horas, sí, tú lo dijiste, me sentí cansadísimo.

Siete horas, ocho horas, nueve horas: la cantidad de horas que durmiera no cambiaba significativamente cómo me sentía cuando sonaba el despertador por la mañana. Siempre que me dijera antes de acostarme que no estaba durmiendo suficiente y que estaría cansado por la mañana, así era exactamente como me sentía.

Luego hice el mismo experimento con una intención distinta. Recité esta afirmación de buenas noches tan motivadora para despertarme revitalizado y entusiasmado por la mañana, independientemente de las horas que durmiera:

> Estoy agradecido por haber dormido ____ horas esta noche. Mi mente y mi cuerpo pueden lograr cosas extraordinarias, y lo mínimo que pueden hacer es generar mucha energía a partir de _____ horas de sueño. Sé que mi mentalidad influye en mi biología, así que elijo despertarme mañana con energía y entusiasmado para hacer mi Mañana Milagrosa.

Tanto si dormía nueve, ocho, siete, seis, cinco o incluso solo cuatro horas, mientras decidiera conscientemente, antes de acostarme, que dormiría suficiente y que me despertaría con energía, me despertaba sistemáticamente sintiéndome mejor que nunca. Sin embargo, no me creas. Te animo a experimentarlo por ti mismo.

Para que quede muy claro, no estoy sugiriendo que decirte a ti mismo que estás durmiendo suficiente supere la importancia de dormir suficiente. El sueño adecuado y constante es fundamental para que tu cerebro y tu cuerpo puedan funcionar de forma óptima, y la falta de sueño puede ser devastadora para tu bienestar físico, mental y emocional. Lo que insinúo es que lo que te dices antes de acostarte influye en cómo te sientes por la mañana. Así que tienes que responsabilizarte de predisponerte al éxito cuando te vayas a acostar para despertarte cada mañana sintiéndote motivado y emocionado, independientemente de las horas que hayas dormido.

Entonces, ¿cuántas horas necesitas dormir realmente? Dímelo tú.

En el «Capítulo 11: Noches Milagrosas» hablaremos más sobre cómo establecer un ritual a la hora de dormir que te ayude a optimizar tu sueño. Y si quieres profundizar aún más en cómo optimizar tu sueño, te recomiendo que te leas *Sleep Smarter* [Duerme de forma más inteligente], de Shawn Stevenson. Es uno de mis favoritos y uno de los libros mejor documentados sobre el tema del sueño.

EL SECRETO PARA HACER QUE CADA MAÑANA SEA COMO NAVIDAD

Busca entre tus recuerdos algún momento de tu vida en el que murieras de ganas de levantarte por la mañana. Puede que fuera para tomar un vuelo que salía temprano para ir a aquellas vacaciones que llevabas meses esperando. Puede que fuera en tu infancia, con ganas de empezar el primer día de clases. O tu primer día en un trabajo nuevo. Puede que fuera el día de tu boda, o tu cumpleaños. Personalmente, creo que en mi vida nunca había estado tan emocionado y motivado por despertarme como cuando era niño (independientemente de las horas que hubiera dormido) durante la mañana de Navidad. ¿Te sientes identificado?

Al margen de cuáles fueran esas ocasiones para ti, ¿cómo te sentías cuando llegaban esas mañanas? ¿Tenías que arrastrarte para salir de la cama? Lo dudo. En mañanas como esas, ¡nos morimos de ganas de levantarnos! Y lo hacemos con mucha motivación y entusiasmo. Tiramos rápidamente las sábanas a un lado y saltamos de la cama, ¡listos para empezar el día! Imagina que fuera así cada día de tu vida. Pues puede serlo.

Las Mañanas Milagrosas tienen en gran parte la misión de recrear la experiencia de despertarse motivado y emocionado, y hacer que esto pase cada día de tu vida ¡durante el resto de tu vida! Simplemente tienes que reservarte unos minutos para marcarte tu intención antes de acostarte y decidir conscientemente cómo te sentirás cuando te despiertes por la mañana. Se trata de empezar el día con un propósito (no porque no haya más remedio, sino porque realmente quieres) y dedicar un tiempo diario a crecer para convertirte en la persona que necesitas ser para crear la vida más extraordinaria, satisfactoria y abundante que puedas imaginar.

Pero espera: para aquellas personas que pasamos la mayor parte de nuestra vida creyendo que no somos madrugadoras, puede que haya un último obstáculo para despertarnos emocionados cada día, listos para saltar de la cama y crear la vida que queremos. ¿De qué obstáculo estoy hablando? Es la tentación casi irresistible del... *botón de «posponer»*.

5
ESTRATEGIA EN 5 PASOS PARA DESPERTARSE A LA PRIMERA

> Si lo piensas bien, darle al botón de «posponer» del despertador no tiene sentido. Es como decir: «Odio despertarme, así que voy a hacerlo una y otra vez».
>
> DEMETRI MARTIN

> Las mañanas me gustarían más si empezaran más tarde.
>
> ANÓNIMO

Hola, me llamo Hal, y me estoy recuperando de mi adicción al botón de «posponer». Llevo quince años, tres meses y doce días sin posponer el despertador.

Bromas aparte, si no fuera por esta sencilla estrategia en cinco pasos que estás a punto de aprender en este capítulo, aún sería adicto al hábito de dar reiteradamente al botón de «posponer» del despertados y seguiría aferrándome a mi creencia autorrestrictiva de toda la vida de que no soy una persona madrugadora. Hablemos de cómo superar estos dos aspectos.

Se dice que, en realidad, a nadie le gusta tener que despertarse temprano, pero que a todo el mundo le encanta la sensación de haberse despertado temprano. Lo mismo se suele decir del ejercicio; realmente a nadie le gusta hacerlo, pero a todo el mundo le encanta la sensación de haber hecho ejercicio.

Aunque es verdad que puede que pienses que no disfrutarás de un hábito nuevo al principio, en cuanto el hábito está establecido y has experimentado los beneficios, no solo se convierte en algo automático y placentero, sino que también es posible que te cueste no cumplirlo. Por ejemplo, a mi mujer le costó volver a ponerse a hacer ejercicio después de dejarlo por un largo periodo y ahora le encanta ir al gimnasio y se decepciona cuando no puede ir. Personalmente, a mí me encanta despertarme por la mañana y hacer los S.A.L.V.A.viD.as, igual que a la mayoría de los practicantes de las Mañanas Milagrosas. Se convirtió en algo arraigado en mí y sigue siendo tan beneficioso para mi calidad de vida que me cuesta no hacerlo.

Una perspectiva que me ayudó cuando empecé a despertarme más temprano fue que simplemente estaba intercambiando tiempo improductivo de noche por tiempo extremadamente productivo por la mañana. De repente, en vez de quedarme hasta tarde mirando la tele, enganchado en las redes sociales, bebiendo alcohol o metido en otras actividades que me atontaban, estaba recortando lo que sobraba al final del día para poder recoger los frutos de las mañanas productivas. Tus Mañanas Milagrosas no tienen por qué poner en riesgo tu sueño: ese tiempo se puede sacar de entre los mayores derroches de tiempo de tu día.

AUMENTAR TU GRADO DE MOTIVACIÓN AL DESPERTAR

Piensa en una mañana normal. En cuanto suena el despertador, si tuvieras que puntuar tu nivel de motivación para despertarte y salir de la cama en una escala del 1 al 10 (en la que 10 significa estar preparado para despertarte y empezar el día, y 1, que lo único que quieres es seguir durmiendo), ¿qué puntuación te darías? Ese número es lo que yo llamo nuestro *nivel de motivación al despertar* (NMD) y creo que se puede decir que la mayoría de nosotros seguramente situaríamos nuestro NMD más cerca del 1 o el 2 que del 10. Es totalmente natural que, cuando aún estás medio dormido, quieras darle al botón de «posponer» y seguir durmiendo. Es el efecto de la inercia del sueño.

La cuestión es: ¿cómo puedes generar la motivación que necesitas para salir de la cama y crear un inicio de día extraordinario si tu nivel de motivación al despertar está en el 1 o el 2 cuando suena el despertador?

La respuesta es sencilla: paso a paso.

LA ESTRATEGIA EN 5 PASOS PARA DESPERTARSE A LA PRIMERA

Aquí van mis cinco sencillos pasos a prueba de alarmas que hacen que despertarse por la mañana y vencer el botón de «posponer» sea más fácil que nunca.

Paso 1: marca una intención empoderante antes de acostarte

El primer paso para predisponerte a tener una mañana próspera es acordarte de esto: tu primer pensamiento por la mañana suele ser lo último que pensaste antes de conciliar el sueño. Lo mismo pasa con tu estado mental y emocional. Si te acuestas dando vueltas a pensamientos estresantes y sintiéndote preocupado o agobiado, seguramente te despertarás pensando y sintiendo lo mismo. Sea cual sea el estado mental y emocional en el que te quedes pensando por la noche, pesará en tu subconsciente mientras duermas y afectará a cómo te sientas cuando te despiertes. Así que tiene todo el sentido del mundo que priorices ser muy consciente de lo que piensas y de con qué te obsesionas mientras concilias el sueño.

El primer paso para despertarte en un estado mental y emocional óptimo consiste en responsabilizarte de despertarte en un estado mental y emocional óptimo y ser proactivo al respecto. La manera más fácil de hacerlo es marcándote conscientemente una intención empoderante, justo antes de acostarte para dormir, sobre cómo te sentirás cuando te despiertes. En el Capítulo 11 exploraremos afirmaciones para la hora de acostarse, así como otras herramientas para acabar el día con la mejor preparación posible para tus Mañanas Milagrosas.

El primer paso (marcar una intención empoderante antes de ir a la cama) influye más de lo que puedas pensar y no deberías pasarlo por alto. Recuerda, tu estado mental y emocional por la mañana suele ser el estado mental y emocional con el que te quedaste dormido. No me cansaré de repetirlo. Con solo unos pocos minutos cada noche, puedes marcarte una intención empoderante para despertarte sintiéndote motivado y con ganas de optimizar el día.

Paso 2: pon el despertador en la otra punta del dormitorio

Puede que esta sea una de las estrategias más sencillas y a la vez más efectivas para salir de la cama por la mañana. Simplemente pon el despertador lo más lejos posible de donde duermas. Yo pongo el mío en el lavabo. Esto te garantiza que saldrás de la cama en cuanto suene el despertador y que moverás el cuerpo de inmediato. El movimiento genera energía, así que levantarte e ir hasta el despertador para apagarlo te ayuda a sentirte más despierto de manera natural y así puedes mantenerte despierto.

Otra manera de enfocarlo sería: cada minuto que estás despierto y de pie, tu nivel de motivación para despertar aumenta. El simple hecho de prepararte para salir de la cama y de tener que cruzar la habitación para apagar el despertador hará que tu NMD pase de un 1 a un 2 o 3 al instante. Sin embargo, puede que aún no te sientas preparado para empezar el día. Así que...

Paso 3: cepíllate los dientes

Ya lo sé, ya lo sé. Seguramente estés pensando: «¿En serio, Hal, me estás diciendo que me cepille los dientes? ¿Me estás diciendo que la higiene bucal es la solución a todas estas dificultades de levantarse por la mañana?». A ver, no exactamente. El objetivo de esto es que realices actividades que no requieran pensar y que hagan que tu cuerpo se vaya moviendo, y darte así más tiempo para seguir despertándote.

Después de apagar el despertador, ve directamente al lavabo a cepillarte los dientes. Y ya de paso, lávate la cara con agua tibia (o fría). Esta actividad tan sencilla te dará más tiempo para aclimatarte al día y seguirá aumentando tu grado de motivación al despertar del NMD-2 o NMD-3 al NMD-3 o NMD-4. Ahora que ya tienes un aliento mentolado y fresco y te estás sintiendo más despierto, es hora de rehidratarte.

Paso 4: bebe un vaso de agua

Puede que lo olvides, pero después de entre seis y ocho horas sin agua, estamos ligeramente deshidratados cuando nos despertamos, y la deshidratación provoca cansancio. Cuando la gente tiene sensación de fatiga, en cualquier momento del día, lo que suele necesitar es beber más agua, no dormir.

Mientras estamos inconscientes no nos hidratamos, y se ha documentado exhaustivamente que perdemos hasta un litro de líquido durante el sueño al transpirar y expulsar vapor de agua cada vez que exhalamos. Por eso es fundamental que priorices empezar a rehidratarte lo antes posible después de despertarte.

Para muchas personas, el café es su bebida matutina de preferencia. Y aunque el café tiene muchos beneficios, la rehidratación no es uno de ellos. El café es diurético y puede provocar aún más deshidratación. No te preocupes, desde luego que puedes tomarte tu café con leche por la mañana; simplemente que no te recomiendo que lo hagas hasta que no hayas tomado, por lo menos, un vaso de agua.

Para obtener aún más beneficios, como, por ejemplo, reponer hasta 84 minerales esenciales y electrolitos, aumentar tu energía, desintoxicar el hígado e incluso ayudarte a perder peso (dado que los estudios demuestran que mantenerse hidratado ayuda al cuerpo a aumentar su metabolismo), solo tienes que añadirle una pizca de sal del Himalaya y jugo de limón recién exprimido al agua. Este mejunje también te aporta vitamina C, refuerza tu sistema inmunitario y te ayuda a sentirte rejuvenecido por dentro y por fuera.

Para acordarme de beber agua en cuanto me despierto, me pongo un vaso de agua en la mesita de noche justo antes de acostarme. Después de cepillarme los dientes por la mañana, bebo más o menos la mitad del vaso de un trago y luego empiezo a tomar sorbos hasta acabarme el resto.

El objetivo es rehidratar tu cuerpo y tu mente lo más rápido posible para compensar el agua de la que lo privaste durante las horas de sueño. Al beber un vaso de agua, te hidratas y sigues subiendo tu nivel de motivación al despertar del NMD-3 o NMD-4 al NMD-5 o NMD-6.

Paso 5: ponte ropa de deporte

Por último, ponte la ropa que prefieras para hacer deporte y al salir del dormitorio ya estarás preparado para poner en práctica las Mañanas Milagrosas, que incluirán un breve periodo de deporte (la D de S.A.L.V.A.viD.as). Estos minutos extra de vestirte sin pensar no solo le dan más tiempo a tu mente y cuerpo para despertar, aumentando tu NMD a un nivel 6 o 7, sino que también envían un mensaje claro tanto a tu mente consciente como a tu subconsciente de que oficialmente ya estás preparado para empezar el día.

Solo se tarda unos pocos minutos en llevar a cabo cada uno de estos cinco pasos, y, cuando los ejecutas, aumentas naturalmente tu NMD y haces que sea mucho más fácil mantenerte despierto y generar la energía necesaria para practicar tus Mañanas Milagrosas. Intentar tomar esa decisión cuando suena el despertador y tu NMD aún está al 1 es mucho más difícil.

SUPLEMENTO DE CONSEJOS PARA DESPERTARTE, CORTESÍA DE LA COMUNIDAD DE MAÑANAS MILAGROSAS

Ten en cuenta que, aunque se ha demostrado que esta sencilla estrategia de cinco pasos funciona para muchas personas, estos cinco pasos no son la única manera de hacer que despertarte por las mañanas sea más fácil. Una de las principales ventajas de formar parte de una Comunidad de las Mañanas Milagrosas en todo el mundo es que cada persona se centra en optimizar sus rituales y rutinas, compartir lo que le funciona y apoyar activamente a los miembros de la comunidad. Aquí tienes algunos consejos que vi que se habían compartido en la Comunidad de las Mañanas Milagrosas:

1. **Utiliza un despertador que vibre.** Si duermes al lado de una persona a la que le afecta negativamente el sonido de un despertador por la mañana, ya sea tu pareja o un bebé, puede que tengas que ser creativo para mantener las buenas relaciones. Por suerte, existen muchas opciones de despertadores con vibración. Hay principalmente dos diseños: tecnología ponible, como, por ejemplo, un reloj de pulsera, y un dispositivo que emite vibraciones y se coloca debajo de la almohada. Ve a Google o a Amazon, busca «despertador con vibración» y encontrarás las opciones que hay disponibles.
2. **Programa un temporizador para la calefacción de la recámara.** Si te cuesta salir de la cama por la mañana porque allí donde vives pasas frío y te resulta incómodo, puede que esto te resulte útil. Una miembro de la Comunidad

de las Mañanas Milagrosas dijo que en invierno pone junto a su cama un calentador portátil con un temporizador para que se encienda quince minutos antes de que le suene el despertador. Así, cuando se despierta, la habitación está calientita y no tiene la tentación de volver a meterse debajo de la cobija para evitar el frío. ¡Dice que para ella representó un gran cambio!

3. **Ponte la cafeína al lado de la cama.** Estuve dudando de si incluir este consejo en la edición actualizada y aumentada del libro porque va un poco en contra de lo que dije antes sobre empezar el día con café, pero deja que te lo explique. Últimamente, lo que he estado haciendo es prepararme un sobre de té verde de jazmín orgánico (unos polvos muy finos que se mezclan fácilmente con agua a temperatura ambiente) y colocarlo en la mesita de noche. Solo necesita unos doscientos mililitros de agua y aporta entre 45 y 55 gramos de cafeína. El té verde contiene muchos polifenoles que tienen beneficios extraordinarios para la salud, así como el aminoácido L-teanina, que ayuda a equilibrar los efectos de la cafeína. Los estudios han demostrado que, además, ayuda a aumentar la concentración y la atención. En cuanto suena el despertador, bebo todo el vaso de té verde de un trago, y así, mientras sigo con el resto de los pasos para despertarme a la primera, la cafeína me hace efecto y aumenta mi energía y mi claridad mental. ¡Toda ayuda es bienvenida! Evidentemente, después de esto bebo un vaso entero de agua para rehidratar.

No dudes en personalizar tu propia estrategia para despertarte a la primera. Recuerda que el objetivo es disponer de un proceso sencillo, efectivo y predeterminado, que puedas seguir paso a paso, que requiera el mínimo esfuerzo y haga que despertarte e iniciar el día sea lo más fácil posible.

¡No esperes para ponerlo en práctica! Empieza esta noche colocando el despertador al otro de la recámara, marcándote una intención empoderante antes de acostarte, poniendo un vaso de agua en la mesita de noche para bebértelo después de cepillarte los dientes y luego vestirte con la ropa de deporte para estar listo para aplicar los S.A.L.V.A.viD.as que detallaremos en el próximo capítulo.

6
LOS *S.A.L.V.A.viD.as*: 6 HÁBITOS QUE TE CAMBIARÁN LA VIDA

> El éxito es algo que atraes gracias a la persona en la que te conviertes.
>
> JIM ROHN

> Una vida extraordinaria se basa en mejoras diarias y constantes en los aspectos más importantes.
>
> ROBIN SHARMA

Estresado. Preocupado. Saturado. Frustrado. Insatisfecho. Aburrido. Estas son algunas palabras poco agradables que nos dan una descripción más bien desafortunada, aunque bastante acertada, de cómo una persona normal y corriente se siente respecto a su vida demasiado a menudo.

Está claro que la vida puede ser difícil. Podemos sentir que lo que estamos viviendo es injusto. La mayoría de nosotros ha pasado por situaciones difíciles y no todo el mundo tiene la suerte de haber nacido en un entorno en el que le brinden apoyo. No todos hemos tenido las mismas oportunidades. Sin embargo, cada uno de nosotros nació con el potencial ilimitado de convertirse en la mejor versión de sí mismo. Lo que eso signifique para ti es diferente de lo que significa para mí o para cualquier otra persona, pero en quién nos estamos convirtiendo es lo único que podemos controlar y en lo que deberíamos invertir nuestro tiempo y energía.

Aunque no podemos retroceder en el tiempo y cambiar el pasado (así que no sirve de nada perder tiempo y energía deseándolo), sí podemos empezar a hacer cambios trascendentales para alcanzar nuestro potencial, comenzando ahora.

LA BRECHA POTENCIAL

¿Alguna vez has notado que estás viviendo en el lado equivocado de la brecha entre lo que eres y lo que podrías llegar a ser? ¿Como si la vida que quieres vivir y la persona que necesitas ser para crear esa vida estuvieran fuera de tu alcance? Cuando ves a gente que está alcanzando niveles de éxito que tú no estás consiguiendo, ¿te da la sensación de que ellos lo tienen todo resuelto, como si supieran algo que tú no sabes, porque si tú también lo supieras, estarías gozando de los mismos niveles de éxito?

La mayoría de nosotros vive en el lado equivocado de una brecha que separa lo que es de la persona en la que podría convertirse. A menudo nos frustra nuestra falta constante de motivación, esfuerzo y resultados. Pasamos demasiado tiempo pensando en qué tenemos que hacer para crear los resultados que queremos, pero al final nunca lo llevamos a cabo. La mayoría de nosotros sabe lo que tiene que hacer, pero no adquiere el hábito de hacerlo. ¿Te sientes identificado?

Esta brecha potencial tiene un tamaño distinto dependiendo de la persona. Puede que sientas que estás haciendo casi todo cuanto está en tus manos para maximizar tus habilidades y que un par de modificaciones ya marcará la diferencia. O puede que notes todo lo contrario, que has estado viviendo tan por debajo de tu potencial que no sabes ni por dónde empezar. Sea cual sea tu situación, tanto si estás en el lado equivocado del Gran Cañón de tu potencial preguntándote cómo llegarás al otro lado, como si ya estuvieras trabajando para llegar al otro lado del cañón, pero te quedaste atascado en una meseta y no lograste pasar al siguiente nivel, este capítulo te presentará seis hábitos que te permitirán cerrar esa brecha.

LLEGÓ EL MOMENTO DE SALVAR LA VIDA QUE MERECES VIVIR

Cuando me propuse determinar cuál era la práctica de desarrollo personal más efectiva de todas, la que me cambiaría la vida más rápidamente, no pude quedarme solo con una. De hecho, acabé con una lista de seis prácticas: meditación, afirmaciones, visualización, ejercicio, lectura y escribir en un diario. Y mi epifanía llegó cuando me planteé el enorme poder que tendría combinarlas todas.

Cuando llevaba ya unos meses escribiendo este libro, me sentía frustrado porque no tenía una forma coherente y memorable de conectar, organizar y presentar estas prácticas. Un día, dejé de escribir y fui a buscar a Ursula para pedirle su punto de vista. Le expresé mi frustración e inmediatamente me respondió con una posible solución (como suele hacer a menudo): «¿Por qué no utilizas un diccionario de sinónimos e intentas encontrar sinónimos para algunas de estas palabras que te permitan crear un acrónimo para conectar las seis prácticas y que sea más fácil recordarlas?». Me encantó la idea, le dije que era magnífica, le di un beso y volví a la computadora. Pronto, la *meditación* se convirtió en *silencio*, *escribir en un diario* se convirtió en *anotar* y el *ejercicio* se convirtió en *deporte*, y surgió lo siguiente:

- Silencio
- Afirmaciones
- Lectura

- Visualización
- Anotar
- Deporte

Escribí «S.A.L.V.A.viD.as» y me emocioné porque el acrónimo me parecía muy auténtico y adecuado: estas seis prácticas realmente me habían salvado de perderme la posibilidad de crear la vida que aspiraba a vivir. Aunque ninguno de los componentes de la lista me resultaba nuevo, y seguramente tampoco te lo resulten a ti, estas son las seis prácticas de desarrollo personal más atemporales y demostradas a las que recurren desde hace siglos muchas de las personas con más éxito del mundo, en todas las esferas de la vida. Practicar de manera constante cualquiera de ellas puede elevar tu consciencia y ayudarte a convertirte en una mejor versión de ti mismo. Cuando combinas las seis, aprovechas los beneficios de todas estas prácticas ancestrales para acelerar tu desarrollo personal y tu transformación.

Cuando escuchas las palabras *meditación*, *afirmaciones* y *visualización*, puede que te vengan a la cabeza algunas ideas preconcebidas, y quizá algunas sean negativas. A menudo, estos rituales atemporales se han popularizado de formas inadecuadas o incluso ridículas. Por ejemplo, afirmar algo que no es verdad, como «Soy millonario» o incluso «Soy feliz», cuando no lo eres, puede hacer que te sientas falso o parecerte una pérdida de tiempo. Así que es normal que tengas algunos prejuicios negativos. Pero te animo a ser paciente y mantener la mente abierta al leer este capítulo. Verás que cada uno de los S.A.L.V.A.viD.as está presentado de una forma única práctica, orientada a obtener resultados y que ha demostrado ser efectiva.

Uno de los aspectos más motivadores de las Mañanas Milagrosas es que puedes implementar todas estas potentes prácticas de desarrollo personal en una rutina sencilla y secuencial que puede llevarte desde solo seis minutos hasta una hora, o cualquier tiempo intermedio. Para que te hagas una idea, un 70 % de los practicantes de las Mañanas Milagrosas se reserva sesenta minutos para completar sus S.A.L.V.A.viD.as; un 20 % los hace en treinta minutos, y el 10 % restante, dedica más o menos tiempo a su rutina. Tanto si decides dedicar a tus S.A.L.V.A.viD.as seis minutos, sesenta o cualquier tiempo intermedio, habrás completado estas seis prácticas de desarrollo personal probadas antes de que empiece el resto de tu día.

En las páginas que vienen a continuación, nos adentraremos en cada uno de los S.A.L.V.A.viD.as, y te enseñaré cómo combinarlos para tener un mayor acceso a tu potencial, que a su vez puedes aplicar para cambiar, mejorar o transformar por completo cualquier aspecto de tu vida.

S.A.L.V.A.viD.as: **S DE SILENCIO**

> En la actitud de silencio el alma encuentra el camino en una luz más clara, y lo que es difícil y engañoso se resuelve en su claridad.
>
> MAHATMA GANDHI

> Puedes aprender más en una hora de silencio que en un año leyendo libros.
>
> MATTHEW KELLY

Nuestra vida es hoy más ruidosa que nunca. Desde que abrimos los ojos hasta que nos acostamos, la mayoría de nosotros estamos sobreestimulados, distraídos y saturados.

El silencio es la primera práctica de los S.A.L.V.A.viD.as, y puede que sea una de las áreas de mejora más importantes para contrarrestar nuestro acelerado estilo de vida. Me refiero a la práctica diaria de lo que yo denomino *silencio con propósito*, es decir, que dedicas un tiempo a estar en silencio con un objetivo altamente beneficioso en mente, no solo para pasar el tiempo. Durante los periodos de silencio con propósito, se agudiza nuestra autoconsciencia y nos preparamos para experimentar nuestras percepciones e ideas más profundas.

En el pasado, estos momentos de contemplación en silencio formaban parte de la vida cotidiana. Tanto esperando en una fila, sentados en el aeropuerto, saliendo a pasear o mirando por la ventana en el autobús, teníamos momentos para escuchar nuestros pensamientos. Ahora, a causa de los teléfonos inteligentes, este tipo de soledad, que la mayoría de las personas denominan *aburrimiento*, ha desaparecido por completo. Ya sea escribiendo mensajes, jugando, mirando el correo electrónico, viendo videos, comprando o deslizando sin pensar por las redes sociales, nuestros dispositivos digitales han conseguido que nunca tengamos que estar solos con nuestros pensamientos. Lamentablemente, parece que nuestra sociedad moderna ha perdido de vista la enorme necesidad y los grandes beneficios de tener periodos de silencio tranquilos y con propósito en nuestra vida.

¿Cómo sueles a empezar las mañanas?

Cuando te despiertas, ¿inviertes tiempo en centrarte y fomentar un estado mental, emocional y espiritual óptimo para que te guíe durante el resto del día? ¿O esperas a despertarte cuando tienes algo que hacer, comienzas el día agarrando tu teléfono y casi inmediatamente empiezas a dejar que la mente se te inunde con estímulos externos?

Un exhaustivo estudio de investigación llevado a cabo por la International Data Corporation (IDC) descubrió que aproximadamente un 80% de los usuarios miraban su teléfono en los quince minutos posteriores tras despertarse, y muchos lo hacían al cabo de pocos segundos de haber despertado. Según la doctora Nikole Benders-Hadi, una psiquiatra especializada en neurología, «encender el teléfono inmediatamente después de despertarte puede hacer que empieces el día con el pie izquierdo, ya que es más probable que aumenten tus niveles de estrés y te haga sentir agobiado».

Independientemente de lo rápido que mires tu teléfono, para la mayoría de nosotros las mañanas son frenéticas y estresantes, desconcertantes e improductivas o una mezcla de ambas. Mientras algunos nos apresuramos a prepararnos para el día, otros luchan para empezarlo. Muchos de nosotros vemos nuestras mentes inundadas con un abrumador diálogo interno sobre qué tenemos que hacer hoy, qué olvidamos hacer ayer, nuestra interminable lista de tareas, adónde tenemos que ir, a quién tenemos que ver, una discusión reciente con tu pareja o preocupaciones por infinitas cosas que no podemos controlar. Por eso, sentimos que no tenemos la situación bajo control, lo cual acentúa los sentimientos de estrés y ansiedad.

A otros, las mañanas les pueden resultar muy complicadas. Muchas personas empiezan el día sintiéndose perezosas, flojas e improductivas y puede que tarden un rato en despertar y arrancar. Esta tampoco es la manera más productiva de empezar el día y alcanzar tus objetivos.

Por suerte, hay una manera mejor. Tu Mañana Milagrosa te garantizará un método diario para acallar tu mente, calmar tu sistema nervioso, reducir tu estrés, sentirte en paz, mejorar tu salud mental y el bienestar emocional y experimentar constantemente una mayor claridad que te permitirá concentrarte en aquello que es más importante en tu vida.

Los beneficios de pasar tiempo en silencio se han documentado bien a lo largo de los años. Desde el poder de la oración hasta el milagro de la meditación, algunas de las mentes más brillantes de la historia han utilizado el silencio con propósito para trascender sus limitaciones y crear resultados extraordinarios. En su libro *Three Simple Steps* [Tres sencillos pasos], el autor Trevor Blake se refiere a esto como «tomarse un tiempo de silencio»:

En las historias de hombres y mujeres artífices de su éxito, me fascinaba que la mayoría de ellos tenía algún método para escapar de la locura de sus horarios y sentarse tranquilamente en alguna parte simplemente a contemplar. Afirmaban que sus mejores ideas les venían cuando dejaban de darles vueltas al problema. Todos tenían maneras diferentes de describir el proceso, dependiendo de lo que fuera aceptable creer en aquel momento. Los elementos en común de sus sistemas de creación de ideas eran tiempo de contemplación a solas y, en la medida de lo posible, lejos del mundanal ruido, a diario, temprano y de manera informal.

Estas son algunas de las prácticas más comunes que puedes elegir e incorporar a tu tiempo de silencio con propósito (sin ningún orden definido):

- Meditación
- Oración
- Gratitud
- Respiración consciente
- Contemplación

Cada una de estas prácticas te ayudará a apaciguar la mente, a crear espacio para que recibas la sabiduría de tu interior (o de arriba), y a permitirte estar más presente y abierto a experimentar los beneficios que te aportarán el resto de los S.A.L.V.A.viD.as.

Algunas mañanas solo hago una de las actividades que he mencionado, pero la mayoría de las mañanas hago más de una, y a menudo las combino. Por ejemplo, casi siempre empiezo mis Mañanas Milagrosas con una oración de gratitud y luego medito entre cinco y veinte minutos, dependiendo de lo que sienta que necesito ese día en concreto. Mi meditación suele empezar dedicando un poco de tiempo a la respiración consciente, simplemente centrándome en mi respiración y siguiéndola como una manera de calmar la mente. Hablaremos de esto en breve con más detalle. Nota: también tengo mi diario cerca para poder anotar cualquier idea que me surja durante la meditación. La claridad mental y las ideas que se generan mientras medito son, a veces, el aspecto más valioso de mi práctica.

Te recomiendo que te levantes de la cama y, preferiblemente, que salgas de la recámara en cuanto empieces tus S.A.L.V.A.viD.as. De lo contrario, puede resultar demasiado tentador pasar de estar sentado en silencio a hacerte bolita y volver a quedarte dormido. Para evitar esta tentación, yo hago mis Mañanas Milagrosas sentado con la espalda erguida en el sillón de la sala, donde tengo esperándome el resto de las cosas que necesito para mis Mañanas Milagrosas. Mi diario, mi tapete de yoga, una copia impresa de mis afirmaciones y el libro que esté leyendo en ese momento están siempre en el mismo sitio para que me resulte fácil activarme y practicar mis S.A.L.V.A.viD.as sin tener que buscar nada.

Empezamos con la meditación

Aunque a veces la meditación se considera una práctica espiritual, en el momento en el que escribo esto, hay más de 1 400 estudios científicos que demuestran inmensos beneficios mentales, emocionales y psicológicos. Muchos de estos estudios vinculan la práctica constante de la meditación con una mejora prolongada en la actividad cerebral, el metabolismo, la presión sanguínea y otras funciones corporales. La meditación puede ayudar a reducir el estrés y la ansiedad, aliviar el dolor físico, fomentar una mejor calidad del sueño, mejorar el estado de ánimo y la concentración e incluso alargar la esperanza de vida. De hecho, lo que me convenció para probarla yo mismo fue un artículo sobre los directores ejecutivos de la lista Fortune 500, que atribuían su éxito profesional y económico a la práctica de la meditación.

Hay muchas formas de meditación y una variedad de técnicas entre las que elegir, pero en general puedes dividirlas todas en dos categorías: guiadas y autoguiadas. La meditación guiada es aquella en la que escuchas la voz de otra persona y recibes instrucciones para guiar tus pensamientos, atención y consciencia. Las puedes encontrar en línea en sitios como YouTube, así como con aplicaciones como Calm, Headspace y la aplicación de Mañanas Milagrosas. La meditación autoguiada es la que haces tú solo, sin ayuda de nadie.

En los últimos quince años he explorado y experimentado con infinitos tipos de meditación. Esto me llevó a combinar varios métodos para crear la que para mí era la forma más efectiva. Como notarás en mi manera de enfocar todos los S.A.L.V.A.viD.as, mi intención subyacente es hacer que cada sesión sea práctica, factible y orientada a los resultados. La siguiente sección te guía paso a paso por una sencilla meditación para la optimización emocional (autoguiada) que puedes empezar a poner en práctica de inmediato, incluso si no has meditado nunca.

La meditación para la optimización emocional

Aunque muchas técnicas de meditación se centran en despejar la mente, observar los pensamientos o seguir la respiración (todos ellos son métodos efectivos), la meditación para la optimización emocional es el acto de elegir conscientemente qué estado mental y emocional (solo uno o varios) deseas experimentar y luego meditar en esos estados para inculcarlos en tu sistema nervioso. Estaremos de acuerdo en que queremos sentirnos bien (felices, agradecidos, tranquilos, seguros de nosotros mismos, motivados, llenos de energía, emocionados, queridos, valorados, etc.), pero la mayoría de nosotros deja que las circunstancias externas determinen cómo nos sentimos por dentro. O eso, o permitimos que continuemos sintiéndonos como nos hemos sentido siempre, incluso si esto no nos hace ningún favor. Esta meditación te permite elegir cómo sentirte, independientemente de tus circunstancias externas o de cómo te hayas sentido hasta el momento.

Puedes elegir encarnar paz interior, libertad, amor propio, perdón, rendición, confianza en ti mismo o cualquier otro estado que quieras experimentar en mayor medida. Puede que tu elección se base en lo que necesitas en un momento concreto de tu vida, como fomentar sentimientos de amor hacia tu pareja después de una discusión, generar confianza para una presentación que debes hacer o incluso aceptar sentimientos de tristeza o aflicción si es lo adecuado para la situación con la que estás lidiando. O puede que elijas mejorar regularmente tu bienestar mental y emocional general. Normalmente, lo que solemos perseguir es esto último, una mejora de nuestro bienestar mental y emocional general. Elijas lo que elijas, la meditación para la optimización emocional refuerza tus estados deseados para que, al final, se conviertan en tu manera predeterminada de ser, sentir y experimentar la vida. Cuanto más sistemáticamente medites estando en tu estado óptimo (idealmente cada mañana), más natural te parecerá y más fácil será acceder a esos estados y permanecer en ellos indefinidamente.

La meditación también es una oportunidad para que te permitas abandonar tu necesidad compulsiva de pensar en algo constantemente. La mayoría de nuestros procesos de pensamiento son repetitivos e improductivos. Revivimos el pasado, nos preocupamos por el futuro o damos vueltas a nuestros problemas. Y todo esto nos aleja del momento presente. Piensa que la vida es el momento presente. Aquello en lo que nos permitimos centrarnos en cada momento se convierte en nuestra experiencia de vida. Así que, cuando revivimos el pasado o nos preocupamos por el futuro, dejamos de vivir el presente de forma completa. La meditación te da la oportunidad de dejar de preocuparte por tus problemas un rato y estar completamente presente en el milagro de tu vida.

Por último, es importante establecer expectativas adecuadas para tu práctica. Si esperas que tu mente esté totalmente despejada o tener una experiencia profunda cada vez que te sientes a meditar, seguramente acabarás decepcionado. Sería como si esperaras perder cinco kilos cada vez que hicieras ejercicio. El motivo por el que meditas es entrenarte gradualmente para estar en paz con tus pensamientos y emociones, practicar el hecho de estar completamente presente en cada momento y mejorar tu habilidad de centrarte y concentrarte y de optimizar tu estado mental y emocional.

Antes de empezar la meditación, prepara un entorno propicio. Encuentra un lugar tranquilo y cómodo en el que sentarte. Puedes sentarte con la espalda erguida en un sillón, en una silla, con las piernas cruzadas en el suelo o encima de un cojín para elevar la columna y tener un poco más de comodidad. Puedes cerrar los ojos o puedes elegir un objeto en ese espacio en el que centrarte, lo que tú quieras. Te recomiendo que decidas cuánto rato quieres meditar y que te pongas un temporizador que amablemente te recuerde que se acabó el tiempo. Si nunca habías hecho meditación, te recomiendo que empieces por lo menos con diez minutos, e idealmente más, para dar tiempo a tu mente para que se asiente y no te agobies.

Aquí tienes tres pasos para completar la meditación para la optimización emocional. Te recomiendo que leas los tres pasos y luego vuelvas al principio para ponerlos en práctica.

1. **Elige tu estado mental o emocional óptimo.**
   Recuerda, el objetivo de esta meditación es elegir conscientemente y luego condicionar tu estado (o estados) mental y emocional óptimo. Aunque es normal pensar que la manera como nos sentimos está determinada por fuerzas externas, esto solo es verdad si sigues permitiendo que así sea. Esta meditación consiste en darte cuenta de que tienes el poder de elegir cómo vives cada momento de tu vida (sin importar las circunstancias en las que te encuentres) y luego ejercer este poder cada día. Empieza preguntándote: «¿Qué estado mental o emocional me sería más útil ahora mismo?». ¿Cómo te quieres sentir? ¿Qué planes tienes para hoy, y qué estado interno te permitirá dar lo mejor de ti tanto para ti como para los demás?

A veces necesitamos abandonar un estado mental o emocional negativo antes de poder encarnar los estados óptimos que deseamos. Si estás bajo mucha presión y te sientes estresado o abrumado, puede que te resulte útil o incluso necesario permitirte dejar ir esos pensamientos y sensaciones estresantes para poder estar en paz y cultivar tu estado óptimo. Si crees que este es tu caso, pregúntate: «¿Hay algo de lo que me tenga que librar?». Si, efectivamente, lo hay, tienes que estar dispuesto a hacerlo, al menos durante esta meditación.

De manera similar, si últimamente te has sentido infeliz, puede que necesites darte permiso para estar feliz por el simple hecho de que te mereces ser feliz. Nadie más puede otorgarte este permiso; solo tú puedes concedértelo. Incluso cuando la vida es difícil, desagradable o dolorosa, podemos elegir centrarnos en aquello por lo que estamos agradecidos y generar verdaderos sentimientos de felicidad.

Dependiendo de cuánto tiempo haga que no te sentías en el estado que estás eligiendo, puede que experimentes sentimientos de extrañeza, falsedad o dificultad. Por ejemplo, si hace tiempo que no te sentías feliz o seguro de ti mismo, puede que tengas que pensar en algo que te haga feliz o recordar la última vez que te sentiste seguro de ti mismo para ser capaz de traer estos sentimientos al momento presente. Recuerda, igual que con el ejercicio físico, los resultados no llegan de inmediato, sino gradualmente. No lo dejes y cada vez será más fácil.

No te pongas límites. Mereces sentirte como tú elijas. ¿Cómo te quieres sentir hoy? ¿Cuál es tu estado mental y emocional óptimo? No le des demasiadas vueltas. Elige cualquier estado positivo que pueda resultarte beneficioso y date permiso para experimentarlo. Dirigirás tu atención y energía a generar ese estado durante tu meditación.

2. **Céntrate en la respiración para calmar la mente.**
Para la mayoría de las personas, el mayor obstáculo para la meditación es la incesante cháchara interna en la mente, mo-

tivo por el cual las meditaciones simples basadas en la respiración han resistido el paso del tiempo. El objetivo de centrarte en la respiración es desviar la atención de tu diálogo interno, permitirte estar presente en lo que está pasando en el momento y permitir que tu mente se calme.

Empieza la meditación concentrándote en tu respiración. Respira de manera natural, pero lenta. Inhala lentamente de forma prolongada por la nariz y a continuación exhala prolongadamente por la nariz o por la boca, lo que te parezca más cómodo. Aunque no es necesario, puede que también te ayude nombrar o contar las respiraciones. Un ejemplo de nombrar tu respiración sería decir mentalmente «inhala... inhala... inhala... inhala...» durante cada inhalación, y «exhala... exhala... exhala... exhala...» durante cada exhalación. Contar la respiración es exactamente lo que parece. Hay gente que prefiere contar cada inhalación y exhalación como una respiración. Yo prefiero contar lentamente «uno... uno... uno... uno...» durante la inhalación, seguido de «dos... dos... dos... dos...» en la exhalación, luego «tres... tres... tres... tres...» en la siguiente inhalación, etc. Normalmente, cuando llego a veinte, aproximadamente (lo cual son diez inhalaciones y exhalaciones completas), tengo la mente más calmada y estoy preparado para pasar al tercer paso.

Aunque puede que al principio te resulte difícil aquietar la mente (lo cual es normal, es de esperar y sirve de prueba de que este es un campo en el que tienes margen de crecimiento), seguramente empezarás a sentir cómo tus pensamientos y emociones se van calmando paulatinamente a medida que continúes siguiendo tu respiración. La clave es no enojarte ni impacientarte con tu mente agitada. Cuando veas que tu atención se desvía de la respiración a los pensamientos, simplemente reconoce el cambio, haz las paces con él y vuelve a centrarte en tu respiración. Aprender a centrar la atención y estar en paz con tus pensamientos es una habilidad. Igual que con cualquier habilidad, cuanto más la practicas, más fácil se vuelve. Al final de tu Viaje de transformación de tu vida en 30 días con las Mañanas Milagrosas, que recibirás en el Capítulo 10, te sorprenderá lo mucho que mejorarás en este aspecto.

3. **Medita en tu estado óptimo.**

Ahora que tu mente está más calmada y, con suerte, más tranquila, llegó el momento de dirigir tu atención a generar el estado mental y emocional óptimo que hayas elegido. Para hacerlo, en vez de intentar dejar la mente en blanco (como te indican que hagas la mayor parte de las meditaciones), puedes llenarla de pensamientos, imágenes y afirmaciones que estén en consonancia con el estado que quieres experimentar. Por ejemplo, imaginemos que elegiste un estado de *gratitud*. Mientras sigues con las respiraciones lentas, calmadas y profundas, puedes pensar: «Tengo muchas cosas por las que estar agradecido. Agradezco estar a salvo en este momento. Agradezco ser capaz de meditar. Agradezco a las personas que hay en mi vida que me quieren y a las que yo también puedo querer. Agradezco mi conexión espiritual con Dios. Agradezco tener un lugar en el que cobijarme, alimentos para comer, ropa que puedo ponerme y mucho más. Agradezco los desafíos que se me presentan porque me permiten aprender, crecer y convertirme en una mejor versión de mí mismo. Agradezco que, pase lo que me pase, siempre puedo elegir estar en paz con lo que no puedo cambiar y generar mi estado mental y emocional óptimo», etcétera.

Si bien estas palabras no tienen intención de ser un guion (aunque puedes utilizarlo como tal, claro está), es un ejemplo de cómo puedes elegir en qué centrarte y de qué manera puedes bombardear tu mente de manera intencional con pensamientos que dirigen tu consciencia a generar estados mentales y emocionales óptimos.

También te recomiendo que adaptes tu fisiología (respiración, postura corporal y expresión facial) con tu estado deseado. Siguiendo con el ejemplo de la gratitud, sonríe sutilmente (labios juntos) cuando pienses en todas las cosas por las que estás agradecido. Según un estudio reciente publicado en la revista *Experimental Psychology* [Psicología Experimental], el acto de sonreír desencadena unos neurotransmisores asociados con la positividad, incluso cuando al principio la sonrisa no es genuina. Si elegiste la confianza en ti mismo o la motivación como estado óptimo, siéntate con la espalda erguida (o quédate de pie), echa los hombros hacia atrás y respira como lo haría alguien que se sintiera seguro de sí mismo y motivado. Encarna tu estado óptimo por completo.

Mientras medites, continúa dirigiendo tus pensamientos y sentimientos hacia tu estado elegido. Y, de forma parecida a la parte de la respiración dentro de la meditación, si tus pensamientos divagan o se vuelven contradictorios (es normal pensar algo positivo de ti y que justo después el subconsciente te contradiga), simplemente reconoce los pensamientos que no te brindan apoyo y sustitúyelos por pensamientos positivos o alentadores. Repito, cuanto más practiques esta meditación, más natural acabará siendo para ti.

Aunque sigo practicando otras formas de meditación, la meditación para la optimización emocional es mi preferida, porque no solo me calma la mente, sino que también me permite alcanzar la cima de mi estado mental y emocional día tras día, independientemente de lo que me pase en la vida. Cuanto más tiempo practicas, más fácil se vuelve y mayores son los beneficios.

Pasar tiempo en silencio puede ser una oportunidad para estar en paz, para experimentar gratitud y librarte de tus fuentes de estrés y de tus preocupaciones diarias. Y recuerda, si quieres probar audios de meditaciones guiadas para que otra persona te guie durante la práctica, hay innumerables opciones gratuitas disponibles en YouTube, así como también en la aplicación de Mañanas Milagrosas.

Personalmente, a mí me resultaron útiles las meditaciones guiadas cuando estaba empezando, porque sentarme en silencio, especialmente meditando, era todo un reto para mí. Escuchar a otras personas guiándome sobre en qué tenía que centrarme, qué tenía que soltar y enseñándome a meditar me resultó extremadamente útil. Tardé entre tres y cuatro semanas, alternando entre meditaciones guiadas y autoguiadas, antes de empezar a sentir que se estaba convirtiendo en un hábito. Finalmente llegué a un punto en el que podía permitir que entraran pensamientos; los reconocía tranquilamente y luego dejaba que se fueran en silencio, sin frustrarme. Así que no te desanimes si al principio te cuesta pasar tiempo en silencio o meditar. Sigue haciéndolo y los beneficios tendrán un valor incalculable en tu vida.

S.A.L.V.A.viD.as: **A DE AFIRMACIONES**

> Es la repetición de afirmaciones lo que lleva a la creencia. Y una vez que la creencia se convierte en una convicción profunda, las cosas comienzan a suceder.
>
> MUHAMMAD ALI

> Serás un fracasado a menos que grabes en tu subconsciente la convicción de que eres un triunfador. Esto se logra con una afirmación, que te hace caer en la cuenta.
>
> FLORENCE SCOVEL SHINN

«¡Soy el mejor!», afirmaba Muhammad Ali una y otra vez, y así fue. Lo que nos decimos o afirmamos repetidamente se convierte en nuestra realidad interna y afecta a nuestra capacidad de influir en nuestra realidad externa. Por eso las afirmaciones son una de las herramientas más efectivas para articular la persona que necesitas ser para alcanzar todo lo que quieres en la vida y luego convertirte en esa persona.

Cada uno de nosotros tiene un diálogo interno casi constante en la mente. El problema es que la mayor parte de lo que pensamos es inconsciente, es decir, que no elegimos activa e intencionalmente nuestro diálogo interno. Como resultado, permitimos que nuestras experiencias pasadas y nuestras limitaciones se repitan una y otra vez en nuestra cabeza. Hacerlo reafirma y perpetúa las creencias limitantes que tenemos sobre nosotros mismos y sobre el mundo que nos rodea. Aunque esto sea algo *normal* que hacemos todos, puede ser uno de los factores más perjudiciales que nos impiden alcanzar nuestro potencial. Tal y como dijo Henry Ford en sus célebres palabras: «Tanto si crees que puedes como si crees que no puedes, tienes razón».

¿Cómo estás programado?

Todos estamos programados (en el subconsciente) para pensar, creer y actuar como lo hacemos. Nuestra programación es el resultado de muchas influencias, incluyendo lo que nos han dicho los demás, lo que nos hemos dicho nosotros mismos y todas nuestras experiencias vitales, tanto las buenas como las malas. Algunos de nosotros tenemos una programación que hace que nos resulte relativamente fácil ser felices y tener éxito, mientras que otros, quizá la mayoría, tienen una programación que puede hacer que la vida sea más difícil de lo necesario.

La mala noticia es que, si no diseñas y eliges de forma consciente tu diálogo interno, puedes ser fácilmente víctima de repetir y revivir los miedos, las inseguridades y las limitaciones del pasado. Cuando nos centramos constantemente en lo que hacemos mal y dónde nos falta progresar, podemos provocar que nos sintamos culpables, insuficientes e indignos del éxito que tanto queremos.

La buena noticia es que podemos cambiar nuestra programación o mejorarla en cualquier momento. Podemos empezar a reprogramar nuestra mente de inmediato para superar todos nuestros miedos, inseguridades y limitaciones del pasado para poder llegar a tener tanto éxito como elijamos tener, en cualquier campo de nuestra vida. Te voy a enseñar paso a paso una fórmula sencilla pero potente para crear afirmaciones escritas diseñadas para producir resultados significativos (no solo para hacerte sentir mejor). Serás capaz de identificar, articular y afirmar aquello que te comprometes a cumplir y experimentar en tu vida, por qué debes tenerlo y qué acciones específicas llevarás a cabo para lograrlo. Con la suficiente repetición, tu mente subconsciente empezará a creer lo que le dices, actuará en consecuencia y, al final, creará la realidad que elegiste intencionalmente.

Es fundamental que hagas un borrador de tus afirmaciones por escrito (ya sea en papel o en formato digital). De esta manera puedes elaborarlas utilizando un lenguaje preciso para que sean auténticas y hechas a medida para ti. Los resultados que cada uno desea son diferentes de los demás, igual que las limitaciones que nos autoimponemos y que nos entorpecen el camino, así que tiene todo el sentido del mundo que te reconozcas en el lenguaje que utilices. Otro beneficio de escribirlas es que así puedes recitarlas cada día. A través de esta repetición, tu mente empieza a aceptar la posibilidad de que exista una realidad nueva para ti. La repetición constante de una afirmación es lo que incentiva la acción necesaria para hacer que los cambios en tu vida sean reales.

Por qué la manera antigua de hacer afirmaciones no funciona

Se puede ver claramente que las afirmaciones, cuando se hacen correctamente, demuestran ser muy efectivas para transformar nuestros pensamientos y comportamientos. Pero las afirmaciones también tienen mala fama. A menudo se consideran ineficaces, en el mejor de los casos, o totalmente cursis, en el peor. Durante décadas, numerosos expertos y gurús de la autoayuda, con la mejor de las intenciones, han enseñado afirmaciones de maneras ineficaces y que, involuntariamente, predisponen a la gente para el fracaso. Muchas personas las han probado y se han decepcionado.

Cuando era más joven, yo formaba parte del colectivo que pensaba que las afirmaciones eran cursis e ineficaces. Pensaba que eran un montón de frases para hacerte sentir bien que no tenían ningún fundamento en la realidad y que simplemente engañaban a la gente para que se sintiera mejor en el momento. Quienes estamos orientados a los resultados y, bueno, estamos cuerdos, no nos molestábamos en repetir frases para hacernos sentir bien y enmascarar nuestras inseguridades. No confiaba en que produjeran resultados.

Mi primera exposición al poder de las afirmaciones en la vida real llegó cuando estaba viviendo con uno de mis amigos más cercanos y con más éxito, Matt Recore. Casi cada día escuchaba a Matt gritando desde el baño de su recámara. Pensando que me llamaba, me acercaba a la puerta de su habitación y descubría que estaba gritando cosas como: «¡Tengo el control de mi destino! ¡Me merezco tener éxito! ¡Hoy me comprometo a hacer lo que sea para alcanzar mis metas y crear la vida de mis sueños!». «Qué tipo más raro», pensaba yo.

La única exposición a las afirmaciones previa a esa época fue a través de una famosa parodia de los años noventa del gran programa de televisión *Saturday Night Live*, en la que el personaje de Al Franken, Stuart Smalley, presentaba un programa ficticio llamado *Afirmaciones diarias con Stuart Smalley*. Empezaba cada episodio mirándose al espejo y repitiéndose: «Soy lo suficientemente bueno, soy lo suficientemente listo, y, qué diablos, ¡la gente me quiere!». El *sketch* era divertido, pero también me hizo creer que las afirmaciones eran algo que no se tenía que tomar en serio.

Por suerte para Matt, él sabía lo que se hacía. Como alumno de Tony Robbins durante mucho tiempo, Matt había utilizado afirmaciones y mantras durante años para programar cuidadosamente su subconsciente y crear niveles de éxito extraordinarios.

Como millonario hecho a sí mismo, con cinco casas en propiedad (con solo 25 años), Matt sabía claramente lo que se hacía. Si hubiera prestado más atención habría llegado a conectar los gritos de Matt en la regadera y su éxito. Al fin y al cabo, era yo quien alquilaba una habitación en su casa. Desgraciadamente, tardé aún unos años más en descubrir que las afirmaciones eran una de las herramientas más poderosas para la transformación personal.

Cuando empecé a estudiar desarrollo personal redescubrí las afirmaciones como una herramienta legítima para la transformación. La promesa era que las afirmaciones podían cambiarme la vida si las repetía hasta que me las creyera. Para alguien que creció creyendo que era un holgazán (porque lo era), eso tenía todo el sentido del mundo. «No tengo que hacer nada», pensé. Ya me habían convencido.

Hasta que perdí el interés. No tardé en chocar contra el mismo muro con el que se encuentra la mayoría de las personas. No pasaba nada cuando utilizaba el formato que enseñaban comúnmente los pioneros en el campo de la autoayuda. Esa magnífica vida de la que no dejaba de hablar no llegaba. Utilizar frases que comenzaban con «Yo soy» para afirmar que era algo que realmente no era me hacía sentir falso.

Entonces, un día, tuve una epifanía. Me di cuenta de que el fallo no estaba en las afirmaciones en sí. Simplemente las habíamos entendido mal, se habían enseñado mal y se habían utilizado mal. Finalmente reduje los defectos a solo dos fallos significativos que me permitieron cambiar por completo mi enfoque y diseño de las afirmaciones para que fueran prácticas, factibles y produjeran resultados tangibles y mensurables sistemáticamente.

En las siguientes páginas te daré una fórmula paso a paso para crear tus propias afirmaciones de Mañanas Milagrosas orientadas a los resultados que se basan en la verdad y están estratégicamente diseñadas para reprogramar tu subconsciente y ayudarte a dirigir tu comportamiento consciente. Antes de llegar a eso, tomémonos un momento para explorar estos dos fallos y los problemas que generan.

Fallo 1: mentirte no funciona

«Soy millonario». ¿Lo eres? «Tengo un 7% de grasa corporal». ¿En serio? «Este año he alcanzado todos mis objetivos». ¿De verdad?

Verbalizar tus afirmaciones como si ya hubieras logrado o superado algo que (aún) no has conseguido o te hubieras convertido en alguien que (aún) no eres puede que sea el motivo principal por el que las afirmaciones no son efectivas para la mayoría de las personas.

Esta técnica nos enseña a afirmar repetidamente algo que desearíamos que fuera verdad con la esperanza de que acabemos creyéndonoslo. En el fondo, si estas frases no son ciertas, sabemos que no son ciertas. Y cada vez que recitas una afirmación que no está basada en la verdad, te estás mintiendo y tu mente subconsciente se resistirá o lo rechazará. Si afirmas «Soy rico» o «Soy feliz» cuando esto no te parece verdadero, crearás un conflicto interior innecesario (como si necesitáramos uno más).

Dado que eres un ser humano inteligente que no delira, mentirte repetidamente nunca será la mejor estrategia. La verdad siempre se impondrá.

Fallo 2: el lenguaje pasivo no produce resultados significativos

Muchas afirmaciones fueron diseñadas para hacernos sentir bien en el momento, creando una promesa vacía de algo que deseamos, desvinculada de cualquier esfuerzo. Por ejemplo, aquí tienes una afirmación popular relacionada con el dinero que han perpetuado muchos líderes espirituales y autoridades de la autoayuda bien intencionados: «Soy un imán para el dinero. El dinero me llega sin esfuerzo y en abundancia».

Ojalá fuera tan fácil ganar dinero. ¿Dónde tengo que firmar?

Si vamos a dedicar un tiempo a recitar afirmaciones, queremos ver cómo generan resultados significativos, y no solo que nos engañen para que nos sintamos mejor temporalmente. Si recitamos afirmaciones sobre mejorar nuestra situación económica, queremos ver cómo aumentan nuestros ingresos o el saldo de nuestra cuenta bancaria. Si repetimos una afirmación sobre perder peso, queremos que los resultados de esa afirmación se manifiesten cada vez que subimos a la báscula. Si utilizamos afirmaciones para mejorar nuestro matrimonio, queremos que nuestra pareja experimente (e idealmente corresponda) las mejoras que hemos hecho.

Para poder alcanzar resultados concretos, nuestras afirmaciones tienen que llevarnos a cambios de comportamiento. Por eso las afirmaciones con lenguaje pasivo no son eficaces.

Tres pasos para crear afirmaciones de Mañanas Milagrosas orientadas a los resultados

Crear afirmaciones que te permitan mejorar cualquier aspecto de tu vida no es complicado, es cuestión de entender el enfoque que hará que lo consigas. Hay tres pasos sencillos que puedes seguir para crear afirmaciones prácticas, factibles y orientadas a los resultados que reprogramarán tu subconsciente de forma efectiva y que redirigirán tus pensamientos conscientes para adaptar tu comportamiento de modo que puedas alcanzar tus objetivos y llevar a cabo los cambios que quieras hacer en tu vida.

Paso 1: afirma aquello que te comprometas a hacer

Fíjate que no estamos empezando con lo que quieres. Todos queremos infinitas cosas, pero solo conseguimos aquello con lo que nos comprometemos. De hecho, se podría decir que el factor decisivo a la hora de alcanzar cualquier objetivo o lograr cualquier cambio significativo en nuestra vida es nuestra capacidad para comprometernos plenamente con algo y mantener el compromiso tanto tiempo como sea necesario. Cuando te comprometes a hacer algo, siempre hay una manera. Sin embargo, la mayoría de las personas tiene dificultades para asumir nuevos compromisos más allá de lo que ya está haciendo. Por eso nada cambia.

Afirmar repetidamente a qué te comprometes, cada día, hace que tu compromiso siga muy presente en tu mente y aumenta sistemáticamente tu nivel de compromiso con el paso del tiempo. Así que cada una de tus afirmaciones debería verbalizar primero, de forma muy clara, qué resultado (objetivo, resultado, mejora, etc.) o actividad (acción, hábito, ritual, etc.) te comprometes a experimentar en tu vida. Para ayudarte a aclarar la diferencia entre un resultado y una actividad: un resultado sería «perder cinco kilos», y una actividad sería «hacer ejercicio cinco días por semana».

Este sería su aspecto en forma de afirmación escrita:

Me comprometo a ________ a toda costa. ¡No contemplo otra opción!

Cuanto más constante seas afirmando con convicción aquello a lo que te comprometes, más te comprometerás a hacer que pase.

Puede que te hayas fijado en que hay signos de exclamación (¡!) en la frase final de la afirmación. Está hecho adrede porque me recuerda que tengo que leerla y encarnarla con emoción y convicción. El compromiso real no es algo que se haga caprichosamente. Cuanto más puedas encarnar tus afirmaciones con emoción y convicción, más efectivas serán.

Te toca a ti: aplica el primer paso a tus afirmaciones

¿Qué quieres conseguir o cambiar en tu vida para lo que tengas que comprometerte? ¿Tienes algún objetivo importante que hayas estado postergando? ¿Hay algún aspecto de tu vida que sea una fuente de dolor y frustración? ¿Hay algún cambio que hayas intentado hacer pero que no hayas logrado (aún)?

Empieza escribiendo una actividad o un resultado específico y significativo (algo que sea un reto para ti, que mejoraría tu vida significativamente y para el que te sientas preparado a comprometerte), incluso si no estás del todo seguro de cómo lo harás o si tienes miedo de no conseguirlo.

Puedes escribir tu afirmación en un diario o en un papel, aunque te recomiendo que utilices un dispositivo digital, como una aplicación de notas en la computadora, el teléfono o la aplicación de Miracle Morning Routine (que tiene un creador de afirmaciones integrado que sigue estos tres pasos). Lo que más me gusta de utilizar dispositivos digitales es que te permite volver y actualizar fácilmente tus afirmaciones tantas veces como quieras, porque a medida que sigues aprendiendo, creciendo y evolucionando, tus afirmaciones también deberían evolucionar.

En cuanto hayas identificado una actividad o un resultado significativo con el que debas comprometerte para convertirlo en una realidad, escríbelo utilizando la siguiente plantilla (paso 1) para completar la frase y hacerla tuya:

Me comprometo a _______ a toda costa. ¡No contemplo otra opción!

Lo que escribas en ese espacio en blanco es cosa tuya. Si no lo tienes muy claro o tienes dudas de lo que quieres, puede que te estés censurando a causa de una falta de claridad o de confianza en tu capacidad para comprometerte y seguir hasta el final. Es totalmente normal. Sin embargo, no tienes que tenerlo todo claro para empezar tu afirmación. De hecho, a menudo es después de comprometerte a hacer algo cuando se te revela el *cómo*. Lo descubres por el camino. Escribir tus afirmaciones es el primer paso para establecer tu compromiso, y afirmar tu compromiso cada día te permite tenerlo siempre presenta y que tu nivel de compromiso aumente sistemáticamente con el tiempo. Recuerda: cuando estás comprometido, siempre hay una manera de conseguirlo.

Paso 2: afirma por qué es importante para ti

A continuación, debes respaldar, acentuar o reforzar tu compromiso incluyendo tu *porqué*, el motivo profundo y convincente (o los motivos) que te animará continuamente a mantenerte comprometido y a emprender las acciones necesarias hasta que lo que afirmes se vuelva una realidad. ¿Por qué es importante para ti este compromiso? ¿Por qué es indispensable para ti? ¿De qué maneras mejorará tu vida o la de tus seres queridos? Cuanto más convincente sea tu motivo (o tus motivos) para cumplir tu compromiso, más posible será que lo hagas.

Te toca a ti: aplica el segundo paso a tus afirmaciones

Continuemos esbozando tu afirmación. Debajo de tu compromiso (paso 1) empieza a enumerar los motivos por los que es importante para ti cumplir este compromiso. De nuevo, plantéate, ¿por qué es importante para ti? ¿Por qué es indispensable para ti? ¿De qué maneras mejorará tu vida o la de tus seres queridos? ¿Cuáles son los motivos o beneficios más convincentes que te mantendrán inspirado para hacer lo que sea necesario?

Me comprometo a ______ porque:

- ____________ [Insertar motivo/beneficio significativo]
- ____________ [Insertar motivo/beneficio significativo]
- ____________ [Insertar motivo/beneficio significativo]

Recuerda que estos motivos son tuyos, personales, y nunca tendrás que compartir tus afirmaciones con nadie más, a menos que quieras hacerlo, claro está. Además, recuerda que este es tu borrador. Siempre puedes editar tus afirmaciones, así que no te preocupes por conseguir que quede perfecto. Una afirmación mal escrita es mucho más efectiva que una afirmación inexistente.

Paso 3: afirma qué acciones emprenderás y cuándo

Escribir una afirmación que simplemente expone el resultado que te comprometes a conseguir y por qué es importante para ti, sin aclarar las acciones necesarias que generarán el resultado, es poco más que inútil. También puede ser contraproducente, haciéndote creer que el resultado se producirá automáticamente, sin ningún esfuerzo.

En este tercer y último paso simplemente te plantearás qué tienes que hacer para lograr tu resultado ideal, aclararás las acciones específicas necesarias para cumplir tu compromiso y establecerás claramente cuándo y con qué frecuencia llevarás a cabo las acciones necesarias. Puede que este paso sea obvio y se te ocurra rápidamente. Muy a menudo, ya sabemos lo que tenemos que hacer para mejorar, simplemente no nos hemos comprometido a hacerlo.

Mi sexto y último año trabajando en Cutco, me marqué un objetivo colosal: duplicar las ventas de mi mejor año. Aunque intentar duplicar mis ventas (e ingresos) me intimidaba muchísimo, me di cuenta de que para lograrlo tan solo tenía que duplicar la cantidad de llamadas a clientes potenciales. El doble de llamadas debería significar el doble de citas programadas, lo cual, teóricamente, debería traducirse en el doble de ventas. Habiendo hecho un promedio de unas diez llamadas diarias durante mi último mejor año en ventas, decidí que si aumentaba las llamadas diarias a veinte, inevitablemente duplicaría mis ventas. Sabía lo que tenía que hacer, pero nunca me había comprometido a hacerlo (a ese nivel). Así que me comprometí a reservarme el tiempo necesario para hacer veinte llamadas al día entre las 8 y las 9 de la mañana, pasara lo que pasara. Al final del año, había cumplido mi compromiso y había duplicado mis ventas con creces, lo cual duplicó ampliamente mis ingresos respecto al año anterior.

Sin embargo, dependiendo del resultado que desees, puede que no tengas ni idea de lo que tienes que hacer para empezar o no lo veas claro. En ese caso, la acción inicial a la que te comprometerás será programar el tiempo para averiguar qué otras acciones necesitas emprender. Por ejemplo, imagina que siempre quisiste emprender o que quieras salvar desesperadamente tu matrimonio, pero no estás seguro de cómo hacerlo. En ese caso, tu primera acción será programarte un tiempo para averiguar cuáles serán los próximos pasos que debes dar. Puedes arrancar con una simple búsqueda en Google, «Cómo poner en marcha un negocio» o «Cómo salvar mi matrimonio». Evidentemente, existe una fuente inagotable de recursos gratuitos a tu disposición (artículos, videos de YouTube, pódcast, etc.) sobre cualquier tema y, si quieres profundizar, hay infinidad de libros disponibles de autores y expertos que tienen experiencia en lo que sea que quieras lograr.

Aquí tienes algunos ejemplos de diferentes objetivos que podrías tener y acciones específicas que puedes emprender para conseguirlos:

Para asegurarme de que cumplo mi compromiso de aumentar mis ingresos y proporcionar seguridad financiera para mi familia, me reservaré tiempo para poner en práctica las siguientes acciones:

- Leer a diario libros sobre cómo ganar más dinero para poder aprender estrategias efectivas que pueda poner en práctica.
- Encontrar un grupo local de redes de negocios y unirme a él.
- Hacer veinte llamadas diarias a clientes potenciales, cinco días por semana, entre las 8 y las 9 de la mañana.

Para asegurarme de cumplir mi compromiso de optimizar mi salud, me reservaré tiempo para poner en práctica las siguientes acciones:

- Practicar el ayuno intermitente y empezar cada día con un licuado bajo en azúcar, orgánico, a base de vegetales, que tenga un alto contenido de grasas saludables.

- Hacer diez minutos de ejercicio cada mañana durante mis Mañanas Milagrosas. Y cuando el tiempo lo permita, salir a pasear diez minutos cada día después de cenar.
- Acabar la última comida entre tres y cuatro horas antes de acostarme para que mi cuerpo pueda digerir los alimentos completamente antes de dormirme.

Para asegurarme de que cumplo mi compromiso de ser la mejor pareja posible, me reservaré tiempo para poner en práctica las siguientes acciones:

- Leer libros sobre el matrimonio cada mañana, antes de leer cualquier otro libro, para poder seguir aprendiendo cómo ser la mejor pareja posible.
- Cada mañana, identificaré por lo menos una cosa que pueda hacer durante el día para mejorar la vida de mi pareja o hacerla más fácil de alguna forma (por ejemplo, le compraré algún detalle, le daré un masaje, le escribiré una notita de amor, saldremos a pasear juntos, lavaré los platos, recogeré a los niños de la escuela, jugaremos a un juego de mesa, nos sentaremos a charlar por la noche, miraremos nuestra serie preferida juntos, etc.).
- Recuperaré el romanticismo y la conexión de nuestra relación programando una cita dos veces por mes los miércoles por la noche (para evitar la afluencia de los fines de semana).

Te toca a ti: aplica el tercer paso a tus afirmaciones

Cuando apliques este tercer y último paso, ten en cuenta lo siguiente:

- Puede que algunas acciones sean repetitivas y recurrentes (como cuando me comprometí a hacer veinte llamadas diarias, cinco días por semana, entre las 8 y las 9 de la mañana, para duplicar mis ventas), pero que otras sean secuenciales (primer paso, segundo paso, tercer paso, etc.).

- Si no tienes claro qué acciones debes tomar, simplemente afirma cuándo te reservarás tiempo para descubrir y determinar cuáles serán esas acciones. No necesitas tenerlo todo claro desde el principio. De hecho, esta falsa creencia es a menudo lo que nos impide empezar.
- Haz que sea lo más simple posible. No te agobies.

Cuanto más específicas sean tus acciones, mejor. Asegúrate de incluir la frecuencia y los plazos de tiempo precisos para aclarar cuándo empezarás y acabarás tus acciones.

Para asegurarme de que cumplo mi compromiso, llevaré a cabo las siguientes acciones en los momentos/frecuencias indicados:

- ______________________________
- ______________________________
- ______________________________

Juntarlo todo (paso 1 + paso 2 + paso 3)

La clave para alcanzar cualquier objetivo o mejorar cualquier aspecto de tu vida es aprovechar tu capacidad para comprometerte y mantener ese compromiso tanto tiempo como sea necesario, incluso cuando no tienes ganas. Tus afirmaciones de las Mañanas Milagrosas orientadas a los resultados están diseñadas para ayudarte a hacer justo eso, asegurándote de que te mantienes centrado en lo que te comprometiste a mejorar o alcanzar en tu vida, por qué cada mejora o logro es tan importante para ti que estás dispuesto a hacer lo que sea necesario para conseguirlo y qué acciones específicas emprenderás (y cuándo) para garantizar que lo consigues.

Tal y como dije antes, según mi experiencia, cuando las afirmaciones se abordan de la manera descrita en este capítulo, son la forma más efectiva de desarrollo personal. Te permiten una precisión total al diseñar tu realidad presente y futura. Así que elige un aspecto de tu vida que quieras mejorar, o tu objetivo más importante, y sigue estos tres pasos para escribir una afirmación que te mantenga centrado en lo que más te importa.

Consejos para maximizar la efectividad de tus afirmaciones

- **Planteate crear más afirmaciones más allá de esta fórmula.** En su forma más sencilla, una afirmación no deja de ser un recordatorio de algo que consideras importante y que quieres encarnar o integrar en tu vida. Esta fórmula de afirmaciones orientadas a los resultados te recuerda a qué te comprometiste, por qué es imprescindible para ti y qué acciones específicas emprenderás (y cuándo). Sin embargo, hay otros estilos de afirmaciones que también te pueden resultar útiles, siempre y cuando estén arraigadas en la verdad. «Elijo ser feliz» es una afirmación. «Estoy en paz con lo que no puedo cambiar» es una afirmación. «Estoy en el lugar adecuado para aprender lo que necesito aprender para convertirme en la persona que necesito ser para crear la vida que quiero» es una afirmación. De hecho, una de mis afirmaciones preferidas no sigue para nada esta fórmula. Dice: «Me merezco tanto la vida a la que me comprometo y soy tan capaz de crearla como cualquier otra persona en este planeta, y lo demostraré hoy con mis acciones». Esta afirmación fundamental me ayuda a superar mis inseguridades y mi síndrome del impostor recordándome que, por naturaleza, todos nosotros somos igual de merecedores y capaces de hacer lo que sea a lo que estemos dispuestos a comprometernos por completo. Así que, aunque te recomiendo que utilices la fórmula de tres pasos que te enseñé en este capítulo para crear afirmaciones orientadas a los resultados que te ayuden a alcanzar tus objetivos y hacer mejoras significativas, no sientas que estás obligado a seguirla. Eres libre de afirmar lo que tú consideres importante y que quieras mantener siempre presente.

- **Actualiza tus afirmaciones cuando lo necesites.** Recuerda que tus afirmaciones nunca serán una versión definitiva, porque a medida que continúas aprendiendo, creciendo y evolucionando, tus afirmaciones también deberían evolucionar. Cuando te surja una nueva meta, sueño, hábito o filosofía que quieras integrar en tu vida, crea una afirmación que lo apoye. Cuando alcances una meta o integres por completo un nuevo hábito o filosofía en tu vida, puede que deje de parecerte necesario afirmarlo cada día, así que puedes decidir eliminarlo de tus afirmaciones escritas.

  Actualizar tus afirmaciones regularmente también evita que se queden estancadas y que te acabes aburriendo de ellas. Por eso te recomiendo que las escribas en un dispositivo digital, como tu computadora o el teléfono. De esta manera puedes actualizarlas tan a menudo como quieras.
- **Lee tus afirmaciones a diario.** Es importante que seas constante a la hora de leer tus afirmaciones, idealmente por lo menos una vez al día. Leer una afirmación de vez en cuando es tan efectivo como hacer ejercicio de vez en cuando. Será muy improbable que puedas ver los resultados hasta que hagas que formen parte de tu rutina diaria. Cuanto más a menudo las leas, más rápido reprogramarán tu subconsciente y actualizarán tus patrones de pensamiento habituales para que tus pensamientos se alineen con cómo te quieres sentir (bien) y qué quieres hacer (ser productivo).
- **Recita tus afirmaciones con emoción.** Cuando recites tus afirmaciones, ya sea en voz alta o mentalmente, te recomiendo que te predispongas en un estado emocional óptimo para reforzar tu convicción y compromiso. Recuerda, tus afirmaciones de las Mañanas Milagrosas no están concebidas para ser leídas solo porque sí. Se trata de frases elaboradas meticulosamente, diseñadas estratégicamente para programar tu subconsciente y actualizar tu identidad con creencias, perspectivas y el compromiso que necesitas para alcanzar los resultados que deseas, a la vez que diriges tu mente consciente

para que no pierdas de vista tus mayores prioridades y las acciones que te llevarán a conseguirlas. Para que tus afirmaciones sean lo más efectivas posible, es importante que hagas que tus emociones participen cuando las recites. Repetir una afirmación sin pensar, sin sentir intencionalmente tu compromiso con lo que dices, tendrá un impacto mínimo. Tienes que responsabilizarte de generar emociones auténticas, como el entusiasmo y la determinación, y llenar cada afirmación que recites con esas potentes emociones. Si no te sale de forma natural, o si te encuentras en un estado mental y emocional perpetuamente negativo, sintiéndote desanimado o deprimido, por ejemplo, puede que esto sea algo más fácil de decir que de hacer. Esto combina muy bien con la meditación para la optimización emocional (MOE), porque puedes utilizar la MOE para alcanzar un estado óptimo antes de recitar tus afirmaciones. Céntrate en el estado (o los estados) mental y emocional que quieres experimentar y pregúntate: «¿Cuándo fue la última vez que me sentí así? ¿Qué pensaría? ¿Qué me diría a mí mismo? ¿Qué haría? ¿Cómo movería el cuerpo?». Luego piensa, habla y muévete como si estuvieras experimentando esas intensas emociones. Hazlo cada día durante tus Mañanas Milagrosas y, con el tiempo, te condicionarás a experimentar estas emociones de forma natural y auténtica.

S.A.L.V.A.viD.as: **L DE LECTURA**

> La lectura es para la mente lo que el ejercicio para el cuerpo y la oración para el alma. Nos convertimos en los libros que leemos.
>
> MATTHEW KELLY

> Hoy, un lector, mañana, un líder.
>
> MARGARET FULLER

Se dice que la experiencia es la mayor maestra. Quien dijo esta frase se olvidó de aclarar si la experiencia debe ser la nuestra o si nuestra mayor maestra puede ser lo que extraigamos de la experiencia de los demás. Si la segunda opción fuera cierta, podría explicar por qué la tercera práctica de los S.A.L.V.A.viD.as, la lectura, es uno de los métodos más eficientes y efectivos para adquirir el conocimiento, las perspectivas y las estrategias necesarios para cambiar, mejorar u optimizar cualquier aspecto de tu vida.

Que quede claro, me refiero a leer contenido de no ficción escrito por autores que han obtenido resultados que están en consonancia con los que tú aspiras a conseguir, para que no tengas que reinventar la rueda. Puedes conseguir lo que quieras mucho más rápidamente si sigues el ejemplo de alguien que ya lo haya logrado. Con una cantidad casi infinita de libros a tu disposición sobre casi cualquier tema, el conocimiento que puedes adquirir con la lectura diaria no tiene límites.

¿Quieres ser más feliz? ¿Gozar de mejor salud? ¿De mayor riqueza? ¿Quieres poner en marcha un negocio, correr un maratón o ser mejor padre o madre? Hay una infinidad de libros escritos por aquellos que ya han alcanzado estas metas y te enseñan cómo hacer lo mismo, acortando así tu curva de aprendizaje y acelerando tu éxito.

¿Cuánto tiempo debería leer?

En los próximos dos capítulos exploraremos varias duraciones para cada uno de los S.A.L.V.A.viD.as, pero te recomiendo que dediques por lo menos diez minutos de tus Mañanas Milagrosas a la lectura, o más si lo prefieres. Personalmente, dedico veinte minutos de mis Mañanas Milagrosas a leer (y también leo entre diez y veinte minutos antes de acostarme). Sin embargo, teniendo en cuenta que solo se necesita una gran idea para cambiarte la vida, te animo a que des prioridad a la calidad por encima de la cantidad y a que adoptes el enfoque de menos es más.

Hagamos unos cálculos rápidos para poner en perspectiva cómo una cantidad relativamente pequeña de lectura diaria puede tener un impacto profundo en tu vida. Aunque naturalmente las velocidades de lectura varían de una persona a otra, el lector promedio puede leer unas trescientas palabras por minuto. La mayoría de las estadísticas considera que una página contiene aproximadamente trescientas palabras, así que, en promedio, para leer una página se tarda aproximadamente un minuto, o dos si tienes un ritmo de lectura más lento. Así, en diez minutos de lectura se podría leer un promedio de entre cinco y diez páginas.

Si lo cuantificas, leyendo solo diez páginas al día, leerías una media de 3650 páginas al año, lo cual se traduce en unos dieciocho libros de doscientas páginas. Deja que te pregunte: si lees dieciocho libros sobre desarrollo personal o profesional en los próximos doce meses, ¿crees que tendrás más conocimientos, serás más capaz y tendrás más confianza en ti mismo? ¿Crees que serás un *yo* nuevo y mejorado? ¡Desde luego! Leer diez páginas al día no te llevará al fracaso, sino al éxito.

¿Qué debería leer?

Lo que deberías leer lo determinan tus objetivos. Cuando, en las encuestas, se pregunta a las personas qué quieren más que nada en el mundo, la respuesta número uno suele ser «felicidad». No sé tú, pero yo siempre me esfuerzo por ser feliz y disfrutar de la vida, y aquí tienes algunos libros que me han ayudado a hacerlo:

- *La ecuación de la felicidad*, de Neil Pasricha.
- *La felicidad como ventaja*, de Shawn Anchor.
- *El arte de la felicidad*, del dalái lama.
- *Amar lo que es*, de Byron Katie.
- *La liberación del alma*, *Vivir liberado* y *El experimento rendición*, de Michael Singer.

Otra de las respuestas más populares cuando se pregunta a la gente lo que quiere es «más dinero», y no me sorprende. Si quieres mejorar tu situación económica, aquí tienes algunos de mis libros preferidos, incluyendo los títulos más recientes de la serie de Mañanas Milagrosas:

- *Piense y hágase rico*, de Napoleon Hill.
- *Los secretos de la mente millonaria*, de T. Harv Eker.
- *La transformación total de su dinero*, de Dave Ramsey.
- *La mañana milagrosa para emprendedores*, coescrito con Cameron Herold y Honorée Corder.
- *Miracle Morning Millionaires* [Mañanas milagrosas para convertirse en millonario], coescrito con David Osborn y Honorée Corder.

¿Quieres crear una relación romántica increíblemente llena de amor, apoyo y armonía? Es probable que haya más libros que te explican exactamente cómo hacer esto de los que podrías leerte en una década. Aquí te dejo algunos de mis preferidos:

- *Los 5 lenguajes del amor*, de Gary D. Chapman.
- *Choose Her Every Day* [Elígela cada día], de Bryan Reeves.
- *Siete reglas de oro para vivir en pareja*, de John M. Gottman y Nan Silver.
- *The Miracle Morning for Couples* [Mañanas milagrosas para parejas], coescrito con Lance y Brandy Salazar y Honorée Corder (para parejas que quieren trabajar en su relación codo con codo).
- *The Miracle Morning for Transforming Your Relationship* [Mañanas milagrosas para transformar tu relación], coescrito con Stacey y Paul Martino y Honorée Corder (para personas que quieren saber cómo mejorar su relación cuando puede que su pareja no se apunte en el proceso).

Tanto si quieres ser más feliz, ganar más dinero, transformar tus relaciones, ganar confianza en ti mismo, ser un mejor padre o madre o transformar cualquier aspecto de tu vida, ve a la librería más cercana o entra en amazon.com y encontrarás una plétora de libros para cualquier faceta de la vida o de ti que quieras mejorar. Para los que quieran minimizar la huella de carbono o ahorrar dinero, utilizar la biblioteca del barrio también es un recurso maravilloso.

Consejos para maximizar el valor de tus lecturas

Empieza con el fin en mente. Antes de empezar a leer cada día, pregúntate por qué estás leyendo ese libro. ¿Qué quieres sacar de él? ¿Cómo pondrás en práctica lo que estás aprendiendo? Ten estos resultados en mente. Te invito a tomarte un tiempo para hacerlo ahora mismo, preguntándote qué quieres obtener de este libro. Y aún más importante, ¿te comprometes a poner en práctica lo que aprendas completando *El Viaje de transformación de tu vida en 30 días con las Mañanas Milagrosas* del Capítulo 10?

- **Lee textos religiosos.** Algunos practicantes de las Mañanas Milagrosas utilizan su tiempo de lectura para ponerse al día con textos religiosos como la Biblia, el Tanaj (la Biblia hebrea), el Corán o cualquier otro texto.
- **Haz marcas en los libros.** Con suerte habrás aceptado la recomendación que te hice al principio de este libro y habrás ido subrayando, marcando, resaltando, doblando las esquinas de las páginas y anotando en los márgenes de este libro. Para sacarle el máximo provecho a cualquier libro que leo, subrayo o marco cualquier cosa que puede que quiera releer, y hago anotaciones en los márgenes para recordar por qué subrayé esa sección en concreto. Este proceso de marcar libros a medida que los leo me permite volver a ellos en cualquier momento sin tener que leerme de nuevo el libro entero.
- **Relee libros para dominar el contenido.** Te recomiendo mucho releer libros útiles de desarrollo personal. Rara vez podemos leer un libro e interiorizar a la primera todo el valor que

contiene. La primera lectura solo nos expone a las ideas del libro. Pero llegar a dominarlo requiere repetición (exponernos a ideas, estrategias y técnicas específicas de forma repetida hasta que arraiguen en nuestro subconsciente y las integremos en nuestra vida). Cuando leo un libro que veo que tendrá un gran impacto en un aspecto de mi vida, me comprometo a releerlo (o como mínimo a releer las partes que subrayé, marqué y resalté) tan pronto como lo acabo de leer por primera vez. Tengo un sitio especial en mi librero para los libros que quiero releer y a menudo vuelvo a consultarlos durante el año. Releer requiere disciplina, porque suele ser más divertido leer un libro que no has leído antes. La repetición puede resultar aburrida o pesada (motivo por el cual tan poca gente domina algo), pero esta es una razón más por la cual deberíamos hacerlo, para desarrollar un mayor nivel de autodisciplina.

¿Por qué no lo intentas con este libro? Comprométete a releerlo tan pronto como lo termines para profundizar en los aprendizajes y darte más tiempo para dominar tus mañanas.

S.A.L.V.A.viD.as: **V DE VISUALIZACIÓN**

> La gente ordinaria solo cree en lo posible. La gente extraordinaria no visualiza lo que es posible o probable, sino lo que es imposible. Y al visualizar lo imposible, empiezan a verlo posible.
>
> Chérie Carter-Scott

> Mira las cosas como te gustaría que fueran en lugar de como son.
>
> Robert Collier

El 6 de mayo de 1954, Roger Bannister se convirtió en el primer ser humano de la historia en correr una milla (1.6 km) en menos de cuatro minutos, acabando exactamente en 3:59:4. Antes de la hazaña sin precedentes de Bannister, nadie había logrado correr una milla en menos de cuatro minutos y se creía que era algo que excedía las capacidades fisiológicas humanas.

Cuando le preguntaron cómo logró esta hazaña aparentemente imposible, dijo que, como parte de su entrenamiento, había visualizado implacablemente el logro para crear una sensación de certeza en su mente y en su cuerpo. Roger es solo un ejemplo extraordinario de cómo todos podemos utilizar la visualización para conseguir nuestro mejor rendimiento.

La visualización, también conocida con el nombre de *ensayo mental*, es el proceso de imaginar exactamente lo que quieres lograr o experimentar, y luego ensayar mentalmente y con precisión lo que tendrás que hacer para conseguirlo o experimentarlo, generando un estado emocional óptimo que nos impulse a hacer lo que tengamos que hacer. La utilizan a menudo los artistas y deportistas de élite para ensayar mentalmente su trabajo, lo cual les ayuda a prepararse y finalmente rendir al máximo nivel.

Sin darnos cuenta, practicamos ensayos mentales casi cada día, aunque a menudo lo hacemos de una forma que es perjudicial para nuestro éxito. Cada vez que pensamos en una tarea desagradable o difícil que no nos apetece hacer, estamos ensayando la sensación de no querer hacerla. Si piensas «Hoy me toca ir al gimnasio después del trabajo, pero realmente no tengo ganas», cuando llegan las cinco de la tarde, es posible que la mentalidad y las emociones resultantes que antes habías ensayado inconscientemente determinen tu comportamiento en ese momento. Así es como ensayamos constantemente no hacer lo que tenemos que hacer y luego, a menudo, acabamos no haciéndolo. Convencernos mentalmente de que no hagamos lo que tenemos que hacer se convierte en un hábito inconsciente que nos priva de todo lo que queremos crear para nuestra vida.

La visualización es nuestro antídoto para este hábito inconsciente y destructivo, y se puede poner en práctica en tan solo unos minutos cada mañana. Sin embargo, y como pasa con las afirmaciones, puede ser contraproducente si se hace de forma ineficaz.

Los problemas con la visualización y los tableros de visión

Desde que el libro *bestseller* y el documental *El secreto* llegaron a la cultura pop en 2006, se ha popularizado un método de visualización que puede resultar ineficaz y contraproducente. Este método consiste en visualizar lo que quieres en tu vida sin visualizarte a ti mismo comprometido con las actividades necesarias que harán que lo consigas. Se nos enseña a recortar imágenes de la casa, el coche, el cuerpo y la vida de nuestros sueños y a colgarlas. Se nos dice que, si lo hacemos, «atraeremos» todo lo que queremos en la vida.

Aunque hacer un tablero de visión puede ser un proyecto de manualidades divertido para realizar en familia durante el fin de semana, y guardar imágenes de cosas que aspiras ser, tener o hacer no carece de valor, no es ni de lejos la forma más efectiva de visualizar. Además, da falsas esperanzas y te anima a creer que el resultado ideal se hará realidad por arte de magia, simplemente porque pusiste un montón de fotos en un tablero. Sin ánimo de ofender, pero esto roza el delirio.

Los beneficios de la visualización (para el resto de nosotros)

Aunque se sabe que los deportistas y artistas de élite suelen utilizar la visualización para rendir al máximo, he descubierto otro beneficio que es aún más útil para aquellos de nosotros que no competimos en los Juegos Olímpicos ni actuamos en Broadway. La visualización puede ayudarnos a superar uno de los mayores obstáculos que se interponen entre nosotros y el logro de lo que queremos en la vida: conseguir que hagamos lo que tenemos que hacer cuando no tenemos ganas.

Ya sea por falta de inspiración, motivación o energía física, a menudo no queremos hacer lo que tenemos que hacer cuando debemos hacerlo. Dejamos que nuestros sentimientos determinen nuestro comportamiento, lo que nos lleva a procrastinar, pues siempre es más fácil no hacer nada o continuar haciendo lo que hemos hecho siempre. Cuando descubres cómo superar ese obstáculo y generar sistemáticamente la claridad y la motivación que necesitas para emprender las acciones necesarias que sabes que debes emprender (cuando debes emprenderlas), muy pocas cosas pueden evitar que desarrolles todo tu potencial y que logres tus objetivos.

Te voy a contar una historia personal que ilustra exactamente cómo podrás utilizar la visualización para generar la claridad y la motivación que necesitas para hacer lo que tienes que hacer, cuando tienes que hacerlo, tanto si tienes ganas como si no.

Durante la mayor parte de mi vida he odiado correr. Me doy cuenta de que la palabra *odio* es fuerte y raras veces la utilizo, pero he despreciado y evitado correr desde que tengo memoria. Recuerdo vívidamente sentir terror por tener que correr una milla en la clase de educación física en el instituto. Sin embargo, a principios de 2009, después de llevar unos seis meses practicando las Mañanas Milagrosas, me planteé qué sería un nivel 10 en la categoría de ejercicio físico. Decidí que sería correr un maratón (42 km). Sin embargo, tenía dos amigos que habían corrido ultramaratones (84 km), y contemplé la posibilidad de que, si ellos podían hacerlo, quizá yo también podía. Como nunca había corrido más de un kilómetro y medio (en contra de mi voluntad en la clase de educación física en la escuela), pensé que para correr 84 kilómetros consecutivos tendría que evolucionar más allá de lo que había sido jamás, tanto mental como físicamente.

Aunque la idea de convertirme en alguien que pudiera correr un ultramaratón era emocionante, también era (principalmente) aterradora. Dio la casualidad de que una organización sin ánimo de lucro —de cuya junta formaba parte—, la Front Row Foundation, organizaba su carrera anual para recaudar fondos en el maratón de Atlantic City en octubre. Eso me daba seis meses para entrenar. Así que me comprometí con la fundación y anuncié públicamente que entrenaría y completaría el ultramaratón para recaudar dinero para la Front Row Foundation. Empecé a utilizar la visualización de inmediato para ayudarme a superar mi aversión a correr.

Primero me pasé unos sesenta segundos visualizando mi resultado ideal (cruzando la línea de meta del maratón de Atlantic City) e imaginando cómo me sentiría. Los beneficios de este ejercicio eran dobles. En primer lugar, me ayudó a generar claridad acerca del resultado e hizo que este logro aparentemente imposible me pareciera más y más real cada vez que lo visualizaba. Y, en segundo lugar, me ayudó a alimentar mi deseo y a generar motivación para hacer realidad esa visión.

En segundo lugar (y esto es clave), visualicé exactamente lo que tenía que hacer aquel día para avanzar hacia mi resultado ideal, y lo hice situándome en un estado emocional máximo que me forzara a emprender las acciones necesarias. Cerré los ojos e imaginé vívidamente mi iPhone, en la mesita de centro de la sala, marcando las 7 de la mañana y el despertador sonando para que supiera que era la hora de salir a correr. Me vi levantándome del sillón, yendo hacia la habitación y dirigiéndome al armario para vestirme. Me imaginé poniéndome la ropa de deporte, luego saliendo a la sala y finalmente hacia la puerta de casa. Me vi abriendo la puerta, mirando la acera y sonriendo como si me dijera a mí mismo, con convicción y entusiasmo: «Qué ganas tengo de salir a correr, hoy, ¡porque esto me permite ser la mejor versión de mí mismo!». Repetí esos sentimientos y creé una psicología congruente mientras asentía con la cabeza y generaba sentimientos de emoción para salir a correr.

No deseé, quise o esperé que me llegaran los sentimientos que necesitaba para obligarme a salir a correr; *generé* esos sentimientos. En pocos minutos, había ensayado las acciones necesarias que sabía que tenía que emprender para alcanzar mi objetivo, a la vez que me situaba en un estado emocional óptimo para forzarme a emprender estas acciones en el momento predeterminado.

La ventaja de este método de visualización fue que cuando me sonó el despertador del teléfono y la pantalla mostró que eran las 7 de la mañana, no la apagué y pensé «Buah, odio correr. Hoy no salgo, ya saldré mañana». Esto no me pasó porque no es lo que había ensayado. En vez de eso, cuando sonó el despertador, hice exactamente lo que había visualizado que pasaría esa mañana, casi de forma automática y prácticamente sin resistencia. Me levanté, fui al armario, me vestí, crucé la sala hasta llegar a la puerta de casa, la abrí y, en cuanto vi la banqueta, me inundaron las emociones positivas que había generado esa mañana. Incluso escuché las mismas palabras en mi cabeza. Y me fui, de repente capaz e impulsado a hacer lo que había odiado y evitado toda mi vida. Este es el poder y el principal beneficio de la visualización.

3 pasos para tu visualización de las Mañanas Milagrosas

Aunque puedes hacer los S.A.L.V.A.viD.as en el orden que quieras, se genera un buen ritmo haciendo la visualización justo después de las afirmaciones porque puedes visualizar lo que afirmaste. Después de recitar tus afirmaciones es el mejor momento para visualizarte actuando en consonancia con tus afirmaciones. Aquí tienes tres pasos sencillos y secuenciales para poder hacerlo.

Paso 1: prepara tu mentalidad

Nuestra mentalidad marca el tono con el que emprendemos cualquier experiencia. Así que recuerda que los principales objetivos y beneficios de tu visualización incluyen los siguientes:

- Ver y sentir qué pasará cuando alcances tu resultado ideal para poder generar la claridad y la motivación que te ayudarán a alimentar tu motivación para hacer lo que sea necesario para conseguirlo.
- Ensayar mentalmente cómo tomas las acciones necesarias que has determinado que emprenderás para alcanzar tu resultado ideal.
- Hacer todo lo que se acaba de describir manteniendo un estado emocional máximo para que te sientas mucho más impulsado a seguir hasta el final con las acciones necesarias en el momento que hayas determinado que tendrás que llevarlas a cabo, sea el que sea.

El acto de visualizar no es especialmente difícil. Sin embargo, hay personas que lo complican en exceso o les cuesta a causa de sus propios miedos, inseguridades u otros obstáculos mentales o emocionales que hacen que les resulte incómodo visualizar su éxito. Puede que otras personas se preocupen por lo que pensarán los demás de ellas por estar persiguiendo sus objetivos o que se sientan culpables por si sus seres queridos tienen la sensación de que los han abandonado.

Esta famosa cita del libro *Volver al amor*, de Marianne Williamson, debería ayudar a cualquiera que tenga obstáculos mentales o emocionales a la hora de visualizar:

> Nuestro mayor miedo no es que seamos incompetentes. Nuestro mayor miedo es que seamos demasiado poderosos. No es nuestra oscuridad, sino nuestra luz lo que nos asusta más. Nos preguntamos: ¿quién soy yo para ser brillante, maravilloso, talentoso, increíble? De hecho, ¿quién eres para no serlo? Eres un hijo de Dios. El hecho de pasar desapercibido no aporta nada al mundo. No sacarás nada encogiéndote para que otra gente a tu alrededor no se sienta insegura. Todos estamos destinados a brillar, como los niños. Nacimos para poner de manifiesto la gloria de Dios que llevamos dentro. No la tienen solo algunos, la tenemos todos. Y dejando brillar nuestra luz, sin darnos cuenta, damos per-

miso a otras personas para que hagan lo mismo. Al liberarnos de nuestro propio miedo, nuestra presencia libera a otros automáticamente.

Piensa que el mejor regalo que puedes dar a la gente que quieres, así como también a las personas a las que guías, es esforzarte constantemente para alcanzar tu potencial y así adquirir la capacidad de ayudar a los demás a hacer lo mismo.

Llegó el momento de suspender cualquier miedo, inseguridad o preocupación acerca de lo que pensarán los demás y adoptar una mentalidad de posibilidad. ¿Qué quieres en realidad? Olvida cualquier limitación que te hayas impuesto tú mismo y a la que te estés aferrando. Recuerda, no puedes volver y cambiar el pasado, pero puedes cambiar todo lo demás, empezando ahora. Te mereces tanto y eres tan capaz de crear todo lo que quieras en la vida como cualquier otra persona de este planeta. Te mereces ser feliz, tener salud y seguridad económica. Ahora visualicemos qué aspecto tiene esto para ti.

Siéntate con la espalda erguida, en una posición cómoda. Puede ser en una silla, en el sillón, en el suelo o donde quieras. Respira profundamente. Cierra los ojos, despeja la mente y prepárate para visualizar.

Paso 2: visualiza tu resultado ideal

Cuando nos visualizamos experimentando lo que queremos, despertamos emociones que nos levantan el ánimo y nos acercan a nuestra visión. Cuanto más vívida sea tu visión de lo que quieres, y más intensamente te permitas experimentar ahora los sentimientos que sentirás en cuanto hayas alcanzado tu objetivo, más real te parecerá la posibilidad de alcanzarlo.

Así que empecemos teniendo en mente el final. ¿Qué objetivo te gustaría alcanzar? ¿Qué mejora o logro te gustaría ver hecho realidad?

Tu resultado ideal puede ser un sueño de toda la vida, como escribir un libro, poner en marcha un negocio o viajar por el mundo. Puede ser un objetivo a corto o largo plazo, como perder cinco kilos, transformar tu matrimonio, aumentar tus ingresos o ser feliz y disfrutar esta vida que tienes el privilegio de vivir. O puede ser tan sencillo e inmediato como cómo quieres saludar a tu pareja o a tus hijos ese día. Sea cual sea tu resultado deseado, la visualización te ayudará a ensayar cómo hacer que ocurra para que estés preparado para lograrlo.

En cuanto te hayas planteado cuál sería tu resultado ideal en cualquier aspecto de tu vida, simplemente cerrarás los ojos e imaginarás cómo será conseguirlo y cómo te sentirás. Imagina vívidamente los sentimientos positivos que te aportará ese momento. Para mí, era cruzar la meta del maratón de Atlantic City. Para ti, puede que sea mejorar tu estado de salud, hacer crecer tu negocio o conectar más estrechamente con alguien a quien quieres.

Cuando visualices tu resultado ideal, haz que sea tan vívido como sea posible. Ve, siente, escucha, toca, saborea y huele cada detalle de tu visión. Involucra más de uno de tus sentidos para maximizar la efectividad de tu visualización. El objetivo es que te veas cumpliendo lo que te habías propuesto y experimentar lo bien que te sentirás cuando hayas llegado al final y conseguido que tu visión se hiciera realidad. Cuanto más vívida sea tu visión, más real la sentirás y más impulso tendrás para emprender las acciones necesarias para que se haga realidad.

Paso 3: visualízate emprendiendo las acciones necesarias (estando en un estado emocional óptimo)

Una vez que hayas dedicado unos minutos a visualizar una imagen mental clara de tu resultado ideal, mostrándote lo que es posible e imaginando lo que sentirás cuando lo experimentes, el siguiente paso es determinar qué acciones emprenderás para alcanzar ese resultado y luego ensayar cómo las llevas a cabo. En este paso utilizarás la visualización para superar lo que se podría decir que es el mayor obstáculo que nos separa de crear la vida que queremos: *conseguir que hagas lo que tienes que hacer, cuando tienes que hacerlo, tanto si tienes ganas como si no*. Superar ese obstáculo te hace prácticamente imparable.

A menudo evitamos llevar a cabo nuestras acciones más importantes porque están fuera de nuestra zona de confort, conllevan consecuencias significativas que nos provocan algún tipo de miedo o, simplemente, es más fácil no hacerlas que hacerlas. Este método de visualización es un ensayo mental que te prepara para que pases a la acción. Es la práctica de verte comprometido con las acciones más relevantes para hoy a la vez te sitúas en un estado emocional óptimo que te impulsará a emprender esas acciones en tiempo real.

Solo tienes que cerrar los ojos y visualizarte realizando las actividades que decidiste que tienes que hacer hoy (hacer ejercicio, trabajar, investigar, escribir, hacer llamadas, interactuar con otras personas de forma positiva, etc.) y asegurarte de que te ves disfrutando del proceso. Visualízate sonriendo mientras corres en la cinta, lleno de un sentido de orgullo por tu autodisciplina de seguir hasta el final. Imagínate la mirada de determinación que muestras en los ojos mientras haces esas llamadas, elaboras ese informe o finalmente pasas a la acción y avanzas en ese proyecto que llevas tantísimo tiempo postergando. Genera sentimientos de amor y diversión cuando ensayes cómo saludarás a tu familia hoy. Visualízate en un estado mental y emocional óptimo, haciendo lo que sea que tengas que hacer hoy para acercarte a tu resultado ideal.

S.A.L.V.A.vID.as: **A DE ANOTAR**

> Escribas lo que escribas, poner palabras en una página es un tipo de terapia que no te cuesta ni un peso.
>
> Diana Raab

Las ideas pueden venir de cualquier parte y en cualquier momento. El problema de hacer notas mentales es que la tinta se desvanece muy rápidamente.

ROLF SMITH

Anotar es la quinta práctica de los S.A.L.V.A.viD.as, y no es más que un sinónimo para *escribir*. Entre tú y yo, permíteme que te diga que necesitaba una *A* para *S.A.L.V.A.viD.as* porque la *E* no me encajaba. Gracias, diccionario de sinónimos, te debo una.

Mi forma preferida de anotar es llevar un diario, a lo que dedico entre cinco y diez minutos de mis Mañanas Milagrosas. Al exteriorizar nuestros pensamientos y ponerlos por escrito, obtenemos información valiosa que de otra forma no veríamos. El hecho de anotar en las Mañanas Milagrosas te permite documentar tus percepciones, ideas, avances, revelaciones, éxitos y lecciones aprendidas, así como cualquier tipo de oportunidad, crecimiento personal o mejora.

Aunque desde hacía años sabía que llevar un diario aporta grandes beneficios (y lo había intentado varias veces), nunca lo había hecho con regularidad porque nunca había formado parte de mi rutina diaria. Solía guardar un diario junto a la cama, y cuando llegaba a casa tarde, nueve de cada diez veces acababa poniéndome la excusa de que estaba demasiado cansado para escribir. La mayoría de las veces mis diarios se quedaban en blanco. Aunque ya tenía muchos diarios en blanco acumulando polvo en el librero, de vez en cuando me compraba un diario nuevo, uno más caro, convenciéndome de que, si me gastaba mucho dinero, seguro que lo usaría. Parece una teoría aceptable, ¿no? Por desgracia, mi pequeña estrategia nunca funcionaba, y durante años no hice más que acumular diarios en blanco, cada vez más caros, pero igual de vacíos.

Esto fue antes de las Mañanas Milagrosas. Desde el primer día, mis Mañanas Milagrosas me han dado el tiempo y la estructura para escribir en el diario cada día, y rápidamente se ha convertido en uno de mis hábitos preferidos. Ahora ya puedo decirte que llevar un diario se ha convertido en una de las prácticas más gratificantes y satisfactorias en mi vida. No solo obtengo los beneficios diarios de dirigir conscientemente mis pensamientos y registrarlos por escrito, sino que puedo revisitarlos y releerlos para revivir experiencias trascendentales y conseguir información valiosa.

La obsesión con la brecha: ¿nos perjudica o nos ayuda?

En las primeras páginas de este capítulo hablamos de utilizar los S.A.L.V.A.viD.as para cerrar la posible brecha. Los humanos estamos condicionados a estar, como yo lo llamo, *obsesionados con la brecha*. Tendemos a centrarnos en las brechas que nos separan de donde queremos estar en la vida, brechas entre lo que hemos logrado y lo que queremos lograr, y cualquier brecha que percibamos entre quienes somos y nuestra visión idealizada de la persona que creemos que deberíamos ser.

El problema que surge de esta constante obsesión con la brecha puede ser perjudicial para nuestra confianza y para la imagen que tenemos de nosotros mismos, al hacer que nos sintamos como si no tuviéramos suficiente, como si no hubiéramos logrado lo suficiente, como si no fuéramos lo suficientemente buenos o, por lo menos, no tan buenos como deberíamos.

A los grandes triunfadores es a quien se les suele dar peor esto, al pasar por alto constantemente sus logros o minimizarlos, al fustigarse por cada pequeño error e imperfección, y al no sentir nunca que lo que hacen es lo bastante bueno.

Lo que resulta irónico es que la obsesión con la brecha es, en gran parte, el motivo por el que los grandes triunfadores son grandes triunfadores. Su deseo insaciable de cerrar la brecha es lo que alimenta su búsqueda de la excelencia y los impulsa constantemente a alcanzarla. La obsesión con la brecha puede ser saludable y productiva si proviene de una perspectiva positiva y proactiva, del tipo «me comprometo a alcanzar mi potencial y esto me entusiasma», sin sentir que te falta algo. Por desgracia, pocas veces pasa esto. La gente en general, incluso el promedio de los grandes triunfadores, tienden a centrarse negativamente en sus brechas.

Los mayores triunfadores, aquellos que están en equilibrio y centrados en alcanzar el éxito en casi todos los aspectos de su vida, están sumamente agradecidos por lo que tienen, reconocen con regularidad lo que han logrado y se sienten siempre bien con la situación en la que se encuentran en su vida. Se trata de una idea dual: «Estoy dando lo mejor de mí en este momento, pero a la vez sé que lo haré mejor porque sé que puedo hacerlo». Esta autoevaluación equilibrada evita esa sensación de que te falta algo (de no ser, no tener o no hacer lo suficiente) a la vez que te permite seguir esforzándote constantemente para cerrar esa posible brecha en cada aspecto.

Normalmente, cuando termina un día, una semana, un mes o un año, y seguimos obsesionados con la brecha, es casi imposible autoevaluarnos y evaluar nuestro progreso. Por ejemplo, si tienes diez cosas en tu lista de las tareas del día, aunque completes seis de ellas, tu obsesión con la brecha te hará sentir que no hiciste todo lo que querías hacer.

La mayoría de la gente hace docenas, incluso cientos de cosas bien a lo largo del día, y un par de cosas mal. ¿A que no sabes qué cosas recuerda la gente y reproduce una y otra vez en su mente? ¿No sería más lógico centrarse en los cientos de cosas que haces bien? Seguro que es más agradable.

¿Qué tiene que ver esto con llevar un diario? Escribir en un diario cada día, con un proceso estructurado y estratégico, te permite centrar tu atención en lo que has logrado, en lo que agradeces y en lo que te comprometes a hacer mejor mañana. Todo esto te ayuda a disfrutar del camino, sentirte bien con tus avances y acceder a un mayor nivel de claridad para acelerar tus resultados.

La primera vez que releí un diario

Después de mi primer año practicando las Mañanas Milagrosas y escribiendo en mi diario cada día, descubrí lo que creo que es uno de los aspectos más beneficiosos de llevar un diario: la relectura de un diario. La última semana del año, releí todas las entradas de ese año. Día a día, pude releer, recordar y revivir mi año entero. Tuve la oportunidad de revisar mi mentalidad diaria y adquirir una nueva perspectiva de cuánto había crecido a lo largo del año. Reexaminé mis acciones, actividades y progresos, ganando una nueva percepción de cuánto había logrado durante los últimos doce meses. Y lo más importante de todo, rescaté las lecciones que había aprendido, muchas de las cuales había olvidado a lo largo del año.

También experimenté lo que llamo *gratitud 2.0*, una gratitud mucho más profunda que la que había sentido antes, en dos niveles diferentes a la vez. Fue, como me refiero ahora a él, mi primer momento de *Regreso al futuro*. Intenta seguirme (y no dudes en imaginarme como Marty McFly saliendo de un DeLorean de 1981). A medida que leía el diario, mirando hacia atrás a toda esa gente, experiencias, lecciones y logros por los que estaba agradecido y que fui anotando a lo largo del año, revivía la gratitud que sentí en el pasado. A la vez, me sentía agradecido en el presente por lo lejos que había llegado. Fue una experiencia extraordinaria y un poco surrealista. Y tengo ganas de que experimentes lo mismo.

Luego empecé a aprovechar el máximo valor que podía extraer de la relectura de mis diarios: el crecimiento acelerado. Saqué una hoja de papel, tracé una línea en el centro y escribí dos títulos en la parte superior: «Lecciones aprendidas» y «Nuevas promesas». Al leer las entradas de mi diario, me di cuenta de que estaba recuperando miles de lecciones muy valiosas. Este proceso de recuperar las lecciones aprendidas y hacer nuevas promesas para poner en práctica esas lecciones influyó en mi crecimiento y desarrollo personal más que ninguna otra cosa. Le debo gran parte de mi propio progreso a este ejercicio.

S.A.L.V.A.viD.as: **D DE DEPORTE**

> Si no dedicas tiempo al ejercicio físico, seguramente tendrás que dedicar tiempo a la enfermedad.
>
> ROBIN SHARMA

> El único ejercicio que practica la gente es el de sacar conclusiones precipitadas, desprestigiar a los amigos, eludir responsabilidades y tentar a la suerte.
>
> ANÓNIMO

Todos sabemos lo importante que es el ejercicio para mantener nuestra salud, aumentar la fuerza y mejorar la resistencia, pero puede que no seamos conscientes de los beneficios concretos de hacer ejercicio por la mañana. Los beneficios del ejercicio matutino son demasiado importantes como para ignorarlos. Desde disipar rápidamente esa niebla mental de recién levantado a aumentar el estado de alerta, pasando por mejorar la claridad mental y la concentración, hasta ayudar a mantener niveles más altos de energía a lo largo del día, hacer ejercicio poco después de levantarse optimiza cómo te sientes y lo bien que desempeñas tus tareas diarias.

Cuando haces ejercicio, aunque sea durante unos pocos minutos, haces que circule sangre y oxígeno por todo el cuerpo, potenciando notablemente tu energía y tus funciones cognitivas, permitiéndote pensar más eficazmente y concentrarte durante más tiempo. Posponer el ejercicio retrasa los beneficios que, de otro modo, repercutirían positivamente en tu productividad a lo largo del día.

Además, se ha demostrado que hacer ejercicio con el estómago vacío (en ayunas) quema más exceso de grasa corporal que si el ejercicio se practica después de comer. Eso pasa porque después de una noche entera de sueño, tu suministro de carbohidratos (la fuente de energía preferida de tu cuerpo) aún no está disponible. Según un estudio que se llevó a cabo en la Universidad de Cambridge, «El ejercicio aeróbico de intensidad baja-moderada, realizado en ayunas, induce una mayor oxidación de grasa en comparación con el ejercicio que se lleva a cabo después de ingerir una comida que contenga carbohidratos».

Para que quede claro, no te estoy diciendo que tengas que ir al gimnasio o hacer un entrenamiento en toda regla por la mañana. Lo que te digo es que pases unos minutos moviendo el cuerpo y elevando el ritmo cardiaco para que puedas aprovechar los beneficios del ejercicio matutino.

Hace poco vi una entrevista alentadora con el experto en desarrollo personal, autor de *bestsellers* y emprendedor Eben Pagan. Lo entrevistaba Tony Robbins, que le preguntó: «Eben, ¿cuál es tu principal clave para el éxito?». Me sorprendió gratamente que la respuesta de Eben fuera: «Empiezo cada mañana con un "ritual de éxito personal". Esta es la clave más importante para el éxito». A continuación, explicó la importancia de hacer ejercicio por la mañana.

«Cada mañana tienes que aumentar tu frecuencia cardiaca, estimular la circulación sanguínea y llenar los pulmones de oxígeno —dijo—. No te conformes con hacer ejercicio al final del día o al mediodía. E incluso si te gusta hacer ejercicio en esos momentos del día, incorpora siempre una rutina de al menos diez o veinte minutos de saltos de tijera o algún tipo de ejercicio aeróbico por la mañana».

Cuando personalices tus Mañanas Milagrosas, decidirás la cantidad de tiempo que quieres dedicar al ejercicio, pero, como verás en el próximo capítulo, puedes experimentar los beneficios del ejercicio matutino en tan solo sesenta segundos (literalmente). Por ahora, solo tienes que tener presente que lo que hagas durante tu periodo de ejercicio matutino (ya sean unos minutos de saltos de tijera, levantar pesas, seguir un video de yoga en

YouTube o salir a dar un paseo rápido, a correr o a dar una vuelta en bici) depende de ti. Lo importante es que te comprometas a mover el cuerpo durante tu Mañana Milagrosa para que la sangre y el oxígeno circulen por todo el cuerpo y el cerebro, de forma que puedas pensar y sentirte lo mejor posible.

Hablemos de yoga

Que quede claro, yo no soy yogui. Pero si solo pudiera practicar un tipo de ejercicio durante el resto de mi vida, elegiría el yoga sin duda alguna. El motivo es que es una forma de ejercicio completa y holística. Es completa porque combina estiramientos, entrenamiento de fuerza, entrenamiento cardiovascular, respiración consciente e incluso meditación. Y es holística porque suele beneficiar la mente, el cuerpo y el espíritu al mismo tiempo.

Empecé a practicar yoga poco después de establecer mi Mañana Milagrosa, y desde entonces lo he seguido haciendo y me encanta. Una de mis profesoras preferidas es la experta en yoga y autora, conocida mundialmente, Dashama. Para mí, es una de las profesoras de yoga más auténticas, agradables y prácticas que he encontrado. Como verdadera experta que ha invertido más de diez mil horas practicando y enseñando yoga, le pedí que compartiera su perspectiva única:

> El yoga es una ciencia polifacética que tiene aplicaciones para los aspectos físicos, mentales, emocionales y espirituales de la vida. Cuando Hal me pidió que contribuyera en su libro con una breve introducción al yoga, sentí que este concepto estaba en perfecta armonía con *Mañanas milagrosas*. Sé, de primera mano, que el yoga puede ayudarte a obrar milagros en la vida. A mí me ha pasado y también lo he presenciado en innumerables personas a quienes he enseñado por todo el mundo.
>
> Lo importante es recordar que el yoga puede llevarse a cabo de muchas formas. Tanto sentarse a meditar en silencio, respirar para expandir la capacidad pulmonar o arquear la espalda para abrir el corazón, son prácticas que pueden ayudarte en cualquier aspecto de la

vida. La clave es aprender qué técnicas practicar cuando necesitas un remedio y utilizarlas a tu favor para mantener el equilibrio.

Una práctica de yoga constante y completa puede mejorar tu vida en muchos aspectos. Puede curar lo que no esté en armonía y puede mover energía atascada o bloqueada por el cuerpo, creando espacio para nuevos movimientos fluidos, para la circulación sanguínea y de la energía. Te animo a escuchar a tu cuerpo y a probar nuevas secuencias cuando te sientas preparado.

Bendiciones y amor, Dashama.

Si quieres probar a hacer yoga desde la comodidad de tu propia casa, te recomiendo que vayas a YouTube y busques «yoga» para acceder a numerosos videos guiados de Dashama y otros profesores de yoga.

Reflexiones finales acerca de la práctica de ejercicio

Aunque todos conocemos los beneficios del ejercicio diario para optimizar nuestros niveles de salud y energía, es demasiado fácil procrastinar y buscar excusas para aplazar la práctica de ejercicio. Las dos excusas más comunes son «no tengo tiempo» y «estoy cansado». ¿Alguna de estas excusas te ha impedido hacer deporte alguna vez?

Esta es la gracia de incorporar el ejercicio en tus Mañanas Milagrosas: lo haces antes de tener un día entero para inventar excusas para no hacer ejercicio y antes de que el día te agote y estés demasiado cansado. Las Mañanas Milagrosas son una manera infalible de convertir el deporte en un hábito diario que te permitirá rendir al máximo, cada día, física, mental y emocionalmente.

Aviso: espero que esto no haga falta decirlo, pero deberías consultar con tu médico antes de empezar cualquier rutina de ejercicio, sobre todo si padeces algún dolor físico, malestar, incapacidad, etc. Puede que tengas que modificar tu rutina de ejercicios para adecuarla a tus necesidades individuales, o incluso abstenerte de ella.

Reflexiones finales sobre los S.A.L.V.A.viD.as

Todo es difícil antes de ser fácil. Cada nuevo hábito es incómodo antes de volverse cómodo. Cuanto más practiques los S.A.L.V.A.viD.as, más natural y normal te sentirás con cada uno de ellos. La primera vez que medité fue casi la última. Mi mente iba a toda velocidad y los pensamientos rebotaban de un lado a otro sin control, como la bola plateada de una máquina de *pinball*. Pero ahora me encanta meditar. Del mismo modo, la primera vez que practiqué yoga, me sentía como un pez fuera del agua. No era flexible, era incapaz de hacer las posturas correctamente y me sentía incómodo y torpe. Ahora el yoga es una de mis formas preferidas de ejercicio y agradezco mucho no haber desistido.

Te dejo un consejo excelente de una practicante de las Mañanas Milagrosas, Alaina Cash, especialmente si hay uno o más S.A.L.V.A.viD.as con el que no te sientas seguro: «Céntrate en pulir un S.A.L.V.A.viD.as cada vez. Por ejemplo, si no te sientes seguro con la práctica del silencio, descarga una aplicación, sigue algunos videos de YouTube o pide ayuda en la Comunidad de Facebook de las Mañanas Milagrosas y presta más atención al silencio durante una semana o hasta que te sientas seguro con esa práctica. Si puedes, hazlo mientras paralelamente realizas el resto de los S.A.L.V.A.viD.as. A mí me ha hecho muy bien centrarme en pulirlos uno a uno cada semana y utilizar más recursos externos para ayudarme a sentirme más segura en las prácticas. Esto me ayudó a pasar de centrarme más en los S.A.L.V.A.viD.as que me resultaban más fáciles o más agradables a equilibrar todos mis S.A.L.V.A.viD.as».

Ten presente este consejo de Christopher Moscarino, que en las primeras páginas del libro explicó cómo las Mañanas Milagrosas transformaron su situación económica y la de su esposa:

«¡Empieza poco a poco! Pon en práctica uno o dos S.A.L.V.A.viD.as cada vez y quizá puedes comenzar con cinco minutos e ir aumentando. Si el objetivo es despertarte una hora, o más, antes de lo habitual para ti, empieza con incrementos más pequeños: quince minutos, luego treinta, etc. Empieza poco a poco, no te compliques, hazlo de forma sencilla y en un abrir y cerrar de ojos serás un practicante constante de las Mañanas Milagrosas».

En el «Capítulo 8: Personaliza tus Mañanas Milagrosas», aprenderás a personalizar casi cada aspecto de tus Mañanas Milagrosas. De momento, aquí tienes un ejemplo de una rutina de las Mañanas Milagrosas bastante común (sesenta minutos) utilizando los S.A.L.V.A.viD.as:

- **S**ilencio (10 minutos)
- **A**firmaciones (10 minutos)
- **L**ectura (20 minutos)
- **V**isualización (5 minutos)
- **A**notaciones (5 minutos)
- **D**eporte (10 minutos)

El orden de práctica de los S.A.L.V.A.viD.as se puede modificar. Por ejemplo, hay quien prefiere hacer ejercicio primero para que fluya la sangre y estar más alerta. No obstante, puede que tú prefieras hacer ejercicio al final para no estar sudado durante el resto de tus Mañanas Milagrosas. Personalmente, yo prefiero empezar con un rato de silencio tranquilo y con propósito para poder despertarme lentamente, despejar la mente y optimizar mi estado mental y emocional para el día.

Te invito a empezar a practicar los S.A.L.V.A.viD.as ahora para que te familiarices y te sientas cómodo con cada uno de ellos antes de arrancar con el viaje de transformación de tu vida en 30 días con las Mañanas Milagrosas del Capítulo 10. Si tu principal preocupación sigue siendo la de encontrar el momento para hacer estas actividades, no te preocupes, yo me encargo de eso.

En el siguiente capítulo aprenderás cómo llevar a cabo las Mañanas Milagrosas completas, sacando partido a todos los beneficios de cada uno de los seis S.A.L.V.A.viD.as, en solo seis minutos al día.

7
MAÑANAS MILAGROSAS EN 6 MINUTOS

(Para esos días en los que tienes poco tiempo)

Por un lado, todos queremos ser felices. Por otro, todos sabemos qué cosas nos hacen felices. Pero no las hacemos. ¿Por qué? Muy sencillo. Estamos demasiado ocupados. ¿Demasiado ocupados haciendo qué? Demasiado ocupados intentando ser felices.

MATTHEW KELLY

No tengo tiempo de levantarme temprano.

ANÓNIMO

Ah, ¿estás ocupado? Qué raro. Pensaba que solo me pasaba a mí.

Una de las preocupaciones más comunes que escucho de las personas que empiezan a practicar las Mañanas Milagrosas es la idea de añadir algo más a sus ya ajetreadas vidas. Evidentemente, añadir las Mañanas Milagrosas hace que la vida sea menos agitada, pues estás más en paz, más centrado, eres más productivo y capaz de lidiar con lo que te depare la vida. Aun así, siempre habrá algunas mañanas en las que no dispongas de treinta o sesenta minutos para tus Mañanas Milagrosas.

Muchos de nosotros tendemos a tener una mentalidad de todo o nada en relación con el tiempo que creemos que deberíamos dedicar a hacer algo. Al principio me encontré haciendo justamente eso con mis Mañanas Milagrosas. Si no tenía una hora entera, como yo quería, me las saltaba. Me di cuenta de que eso no era lo ideal. Para empezar, hacer cualquier cosa relacionada con el desarrollo personal es casi siempre mejor que no hacer nada. Una mañana tenía una cita muy temprano, y tras vestirme solo me quedaban quince minutos antes de tener que salir de casa. Estaba a punto de saltarme mi Mañana Milagrosa cuando pensé: «¿Y si solo dedico un minuto a cada uno de los S.A.L.V.A.viD.as?».

Me senté en el sillón, puse un temporizador en el teléfono y empecé mi primera Mañana Milagrosa en seis minutos.

Imagina que los seis primeros minutos de cada mañana empezaran así...

MINUTO 1: SILENCIO

En vez de empezar tu ajetreado día corriendo sin pensar, estresado y abrumado, te pasas el primer minuto sentado tranquilamente disfrutando de un tiempo de silencio tranquilo y con propósito. Te sientas y respiras lenta y profundamente, sin que nada ni nadie reclame tu atención. Puede que reces una oración para dar las gracias por ese momento o para tener una guía en el camino. A lo mejor decides disfrutar de un minuto de meditación. Sentado en silencio, estás totalmente presente en este momento. Calmas la mente, relajas el cuerpo y dejas que el estrés desaparezca.

MINUTO 2: AFIRMACIONES

Sacas tus afirmaciones de las Mañanas Milagrosas (las que verbalizan claramente y te recuerdan las emocionantes mejoras que te comprometes a hacer en tu vida, los motivos por las que son tan importantes para ti y qué acciones emprenderás para garantizar que conseguirás todo lo que quieres). Las lees de principio a fin y, al centrarte en lo que es más importante para ti, aumenta tu nivel de motivación interna porque te das cuenta de que, día a día, estás transformando tus afirmaciones en tu realidad.

MINUTO 3: VISUALIZACIÓN

Cierras los ojos y visualizas lo que tienes que hacer hoy para alcanzar tus objetivos. Visualizas el día yendo perfecto, te ves disfrutando del trabajo, sonriendo y riendo con tus seres queridos y consiguiendo con facilidad todo lo que te propusiste ese día. Ves cómo será, te sientes como te sentirás y experimentas la alegría de lo que crearás. Practicas estar en un estado emocional óptimo al que recurrirás durante el día, en los momentos adecuados. Ver y sentir cómo manifiestas la mejor versión de ti mismo te recuerda lo capaz que eres y te aporta una sensación de confianza.

MINUTO 4: ANOTAR

Escribes una cosa que agradeces tener en la vida y luego te colocas la mano en el pecho y experimentas una profunda sensación de gratitud. Con treinta segundos aún a tu disposición, optimizas tu productividad aclarando, por escrito, tus principales prioridades del día para asegurar que progresas hacia un objetivo de nivel 10. En solo sesenta segundos de anotar, lograste mejorar tu bienestar emocional y tu productividad del día.

MINUTO 5: LECTURA

Luego abres el libro que hayas estado leyendo y en un solo minuto podrás aprender algo útil que puedas aplicar en tu vida. Quizá sea una nueva perspectiva que te ayuda a ver las cosas de una nueva manera. O aún mejor, quizá aprendas algo tangible que puedas incorporar a tu día y que mejorará tus resultados en el trabajo o en tus relaciones. Te sientes empoderado con este conocimiento que acabas de adquirir y que puedes utilizar para mejorar tu vida.

MINUTO 6: DEPORTE

Finalmente, te levantas y te pasas el último minuto haciendo ejercicio, moviendo el cuerpo durante sesenta valiosos segundos. Puedes correr estáticamente, o puedes hacer un minuto de saltos de tijera. O a lo mejor flexiones o abdominales. Puede que no empieces a sudar, pero el objetivo es que aumentes tu frecuencia cardiaca, generando así energía y aumentando el flujo sanguíneo y de oxígeno al cerebro, lo cual mejora tu capacidad de estar alerta y concentrado.

¿Qué te parecería emplear así los seis primeros minutos de cada día? ¿Cuánto mejoraría la calidad de tu día, de tu vida?

Para que quede claro, no te estoy diciendo que limites tus Mañanas Milagrosas a solo seis minutos al día, ya que invertir más tiempo con los S.A.L.V.A.viD.as (idealmente entre treinta y sesenta minutos) aumenta el impacto de la práctica. Pero en esos días en los que el tiempo apremia, las Mañanas Milagrosas en seis minutos te proporcionan un poderoso marco de trabajo para acelerar tu desarrollo personal y situarte en un estado físico, mental y emocional excelente para optimizar tu día.

Además, las Mañanas Milagrosas en 6 minutos eliminan tu excusa de «No tengo tiempo» y te permiten practicar las Mañanas Milagrosas con constancia. Esta constancia es fundamental para generar el hábito de una práctica diaria.

8
PERSONALIZA TUS MAÑANAS MILAGROSAS

«Las Mañanas Milagrosas son increíbles. Han proporcionado nuevos niveles de claridad, concentración y energía a mi vida. Lo mejor es que puede ser una rutina diferente para cada persona, dependiendo de sus objetivos y horarios. Para mí, como empresaria y madre de un niño de un año, ha sido un tiempo para reflexionar, rezar, centrarme en mis objetivos y sueños, hacer ejercicio y desestresarme. También me dan un tiempo muy valioso para dar las gracias por las personas, los acontecimientos y las bendiciones que tengo en la vida. Todos disponemos de las mismas ciento sesenta y ocho horas a la semana, así que empieza a utilizar las Mañanas Milagrosas ¡y encontrarás milagros en tu vida que nunca supiste que podrían existir!»

Katie Heaney (San Luis, Estados Unidos)

Las Mañanas Milagrosas son totalmente personalizables. Todo, desde la hora a la que te despiertas y las actividades que haces para cada uno de tus S.A.L.V.A.viD.as hasta la duración que dedicas a cada uno, depende de ti. La personalización de tus Mañanas Milagrosas no tiene límites a la hora de adaptarla tu estilo de vida y ayudarte a alcanzar tus objetivos más importantes. En este capítulo te daré algunas ideas y estrategias para que esta personalización te funcione. También hablaré de cuándo (y qué) comer por la mañana, cómo ajustar tus Mañanas Milagrosas a tus principales objetivos y sueños, qué hacer los fines de semana, un consejo para superar la procrastinación y mucho más.

Además, incluiré ejemplos de diferentes Mañanas Milagrosas reales, diseñadas por distintas personas (desde padres o madres que se dedican a la crianza de sus hijos a tiempo completo y emprendedores hasta estudiantes de secundaria y universitarios) para adaptarlas a tus horarios, prioridades y estilos de vida particulares.

SER FLEXIBLE CON TUS MAÑANAS MILAGROSAS Y TUS S.A.L.V.A.viD.as

Puede que esto suene totalmente contradictorio, pero sigue leyendo. No hace falta que practiques las Mañanas Milagrosas por la mañana.

¿Qué?

Por supuesto, levantarse temprano y empezar el día de forma proactiva tiene innegables ventajas, de las que ya hablamos largo y tendido. Sin embargo, algunos lectores tienen horarios y estilos de vida que no lo permiten. Resulta evidente que alguien que trabaja en el turno de noche y duerme durante el día se despertará a una hora diferente que alguien que se va a la cama a las nueve de la noche.

Teniendo en cuenta que cada persona tiene sus propios horarios, es importante recordar que la esencia de las Mañanas Milagrosas es despertarse más temprano de lo habitual y dedicar la primera parte del día al desarrollo personal. Si eres conductor de camiones o trabajas en un hospital desde las diez de la noche hasta las seis de la mañana y sueles dormir hasta las dos de la tarde, tus Mañanas Milagrosas podrían empezar a la una y media de la tarde. Lo importante es que comiences el día con los S.A.L.V.A.viD.as para que puedas empezar cada día con un estado físico, mental, emocional y espiritual óptimo, independientemente de la hora que sea.

Puede que otras personas tengan un horario más dividido, impredecible o irregular, como los médicos o el personal de enfermería que está de guardia, o los padres y madres de bebés. Si es tu caso y tienes la sensación de que esto no te va a funcionar, también tengo buenas noticias para ti. Ten en cuenta que los S.A.L.V.A.viD.as representan seis de las prácticas de desarrollo personal más atemporales y demostradas, cuyos beneficios no se limitan a las mañanas. He visto a madres primerizas publicar comentarios en la Comunidad de las Mañanas Milagrosas sobre cómo dividen sus S.A.L.V.A.viD.as y hacen uno o dos a la vez mientras su bebé está durmiendo. También he visto a trabajadores por turnos, en Nueva York, completando sus S.A.L.V.A.viD.as en el metro, leyendo de camino al trabajo. Lo importante es encontrar una manera de hacerlos, y siempre la hay cuando se está comprometido.

Aquí te dejo una historia de este estilo de Molly Mathews, madre de dos niños que lleva un año practicando las Mañanas Milagrosas de forma constante:

> Conocí las Mañanas Milagrosas hace aproximadamente un año, después de que varios mentores de éxito las recomendaran encarecidamente. Cuando las empecé me estaba dedicando exclusivamente a criar a mis dos hijos y luchaba día a día para llegar a todo y me sentía agotada y sin energía. Comencé a incorporar los S.A.L.V.A.viD.as dedicando solo cinco minutos a cada categoría, despertándome entre treinta y cuarenta minutos antes que mis hijos, y noté el cambio casi inmediatamente. Mi día era mucho más llevadero. Empecé a tener más energía y más claridad y a sentir que era una mejor madre. ¡Mi

salud mental y mi felicidad, en general, mejoraron drásticamente! Desde entonces he añadido más tiempo a cada S.A.L.V.A.viD.as; no siempre consigo hacerlos todos antes de que se despierten mis hijos, pero el simple hecho de tomarme un tiempo para mí a primera hora de la mañana marca una gran diferencia. Si no consigo hacer todos mis S.A.L.V.A.viD.as a primera hora, intento asegurarme de que los acabo durante la hora de la siesta. Ahora, en mis descansos, dirijo dos negocios, soy madre y esposa a tiempo completo ¡y la vida me apasiona y motiva mucho más! ¡Estoy muy contenta de haber encontrado las Mañanas Milagrosas!

Así que, aunque empezar el día con las Mañanas Milagrosas sería lo ideal, que te comprometas a cumplir a toda costa con tus S.A.L.V.A.viD.as cada día, independientemente de la hora, el orden o la duración es lo que te permitirá crecer y evolucionar constantemente y convertirte en la persona que necesitas ser para crear y experimentar todo lo que quieres en la vida.

¿Y LOS FINES DE SEMANA?

Cuando me puse a investigar para la elaboración de este libro, me encontré con una cita de Oprah Winfrey con la que no podía estar más de acuerdo: «Levantarme temprano los sábados me da la ventaja de terminar mi trabajo con un estado mental muy relajado. Los días laborables hay una sensación de apremio que no está presente los fines de semana. Si me despierto temprano, antes que nadie, puedo planificar el día o, por lo menos, las actividades que haré, con la mente relajada».

Al igual que muchos novatos, cuando empecé a hacer las Mañanas Milagrosas, solo las ponía en práctica de lunes a viernes, y descansaba los fines de semana. No tardé mucho en darme cuenta de que cada día que practicaba mis S.A.L.V.A.viD.as me sentía mejor, más realizado y productivo, y que cada día que dormía hasta tarde me despertaba apático, descentrado e improductivo.

Pruébalo tú mismo. Puedes empezar como yo, practicando las Mañanas Milagrosas entre semana y tomándote los fines de semana libres. Observa qué tal te sientan esos sábados y domingos por la mañana. Si tienes la sensación, como mucha otra gente, de que cada día es mejor cuando lo empiezas practicando las Mañanas Milagrosas, puede que descubras que los fines de semana son, de hecho, tu momento preferido para llevarlas a cabo.

CUÁNDO COMER, POR QUÉ Y QUÉ COMER POR LA MAÑANA

Hasta ahora puede que te hayas estado preguntando: «¿Cuándo puedo desayunar en mis Mañanas Milagrosas?». Además de cuándo comer, qué eliges comer es aún más crucial, y por qué eliges comer lo que comes puede que sea lo más importante de todo.

Cuándo comer

Ten en cuenta que la digestión es uno de los procesos diarios en los que nuestro cuerpo consume más energía. Cuanto más copiosa sea la comida, mayor será la carga de alimentos que el cuerpo tendrá que digerir, y más agotado te sentirás. Sabiendo esto, te recomiendo comer después de tus Mañanas Milagrosas. Esto te asegura que, para un estado de alerta y concentración óptimo durante los S.A.L.V.A.viD.as, tu sangre fluirá hacia el cerebro en vez de hacia el estómago para digerir la comida.

Si sientes que tienes que comer algo nada más despertarte, asegúrate de que sea poco, ligero y fácil de digerir, como una pieza de fruta fresca o un licuado, e, idealmente, que incluya grasas saludables para alimentar tu cerebro (daré más detalles enseguida).

Por qué comer

Dedicquemos un momento a hablar de por qué comemos lo que comemos. Cuando estás comprando en el súper o eligiendo la comida en el menú de un restaurante, ¿qué criterios utilizas para determinar qué comida te vas a meter en el cuerpo? ¿Tus opciones se basan puramente en el gusto? ¿En la textura? ¿En la comodidad? ¿Se basan en la salud? ¿En la energía? ¿En la longevidad?

La mayoría de la gente elige lo que come basándose generalmente en el gusto y, en un plano más profundo, en su apego emocional a la comida que le gusta. Si le preguntaras a alguien: «¿Por qué comiste ese helado?» o «¿Por qué bebiste ese refresco?» o «¿Por qué compraste ese pollo frito en el súper?», lo más probable es que recibieras respuestas del estilo: «Mmm, ¡porque me encanta el helado!» o «¡Me encanta el sabor de los refrescos!» o «¡Se me antojaba el pollo frito!». Todas las respuestas basadas en el disfrute emocional derivan principalmente del sabor de estos productos. En este caso, esta persona no te explicará sus elecciones basándose en el valor que estos alimentos aportan a su salud o en la cantidad de energía de la que gozará a largo plazo.

Con esto quiero llegar a lo siguiente: si quieres tener más energía (cosa que todos queremos), y si quieres mantener una vida saludable y sin enfermedades (¿quién no lo quiere?), es de vital importancia que reexamines por qué comes lo que comes y que —y esto es importante— empieces a tomar decisiones conscientes para otorgar más valor a las consecuencias (y beneficios) para la salud y la energía de la comida que eliges que al sabor de esta. No estoy diciendo de ninguna manera que debas comer alimentos que no tengan buen sabor a cambio de sus beneficios para tu salud y energía. Estoy diciendo que puedes tener ambas cosas. Si quieres vivir cada día con mucha energía para poder rendir lo mejor posible y vivir una vida larga y saludable, tienes que optar por comer más alimentos que sean buenos para tu salud y que te den energía a largo plazo, además de saber bien.

Qué comer (y beber)

Antes de hablar de qué comer, hablemos un momento de qué beber. ¿Te acuerdas de que el paso 4 de la «Estrategia en 5 pasos para despertarse a la primera» (véase p. 117) era beber un vaso entero de agua a primera hora para rehidratarte y vigorizarte después de una noche entera durmiendo? Tienes puntos extra si añades una pizca de sal marina y jugo de limón recién exprimido. La sal marina puede ayudarte a equilibrar los niveles de potasio y sodio. Esto suele ser un problema para muchas personas, pero no se dan cuenta de ello. Cuando se disuelven en agua, el potasio y el sodio se convierten en iones, esenciales para una salud neurológica, una función del sistema cardiovascular y una salud celular óptimas. El jugo de limón ayuda a alcalinizar el cuerpo, lo cual es beneficioso para equilibrar la típica dieta con alto contenido ácido que consume la mayoría de las personas.

En cuanto a lo que se debe comer, una dieta rica en alimentos vivos, como frutas y verduras ecológicas, así como grasas saludables para el cerebro, mejorarán enormemente tus niveles de energía, te mantendrán en un buen estado de salud, te protegerán de enfermedades y mejorarán tu salud mental y emocional.

Después de beber un vaso de agua, lo primero que como es una cucharada sopera de aceite de coco orgánico, que puedes encontrar en la mayoría de las tiendas de alimentación saludable. Eso le aporta a mi cerebro el combustible para empezar el día y emprender mis Mañanas Milagrosas y evita que el estómago esté vacío cuando me tomo mis vitaminas.

Hacia las 7:30, mientras ayudo a Ursula a preparar a los niños para que vayan a la escuela, me hago lo que yo llamo mi *licuado de superalimentos de las Mañanas Milagrosas*. Es una mezcla rica en nutrientes y baja en azúcar que contiene grasas saludables procedentes de nueces pecanas y semillas de chía orgánicas, nutrientes que refuerzan el sistema inmunológico procedentes de frutos rojos y espinacas orgánicas, fitonutrientes estimulantes y que levantan el ánimo procedentes de las virutas de cacao, y un poco de cafeína y polifenoles procedentes del té verde matcha orgánico, todo ello coronado con proteína de origen vegetal de vainilla orgánica en polvo. Además, cambio los ingredientes regularmente para que siempre sea interesante. Puedes conseguir la receta más actualizada en miraclemorning.com/resources. De esta forma, puedes imprimir una copia de la receta y ponerla al lado de la licuadora en lugar de tener que usar este ejemplar del libro. Si eres como yo, puede que a veces olvides apretar bien la tapa de la licuadora y acabes con licuado de superalimentos por toda la cocina (historia real). Y, desde luego, ¡eso no es una Mañana Milagrosa!

¿Te acuerdas del antiguo dicho «eres lo que comes»? Cuida tu cuerpo y tu cuerpo cuidará de ti. Te recomiendo que apliques la norma del 80-20: siempre y cuando un 80 % de tus decisiones alimentarias sean saludables, puedes darte caprichos con el 20 % restante. En mi caso, mantengo una dieta a base de vegetales orgánicos durante las primeras diez o doce horas del día desde que me despierto (un licuado para desayunar, ensalada para comer y frutos secos orgánicos para picar entre horas), lo cual aporta a mi cuerpo y a mi cerebro energía abundante. Luego, para cenar, suelo comer una porción pequeña de carne de alta calidad, como pollo criado en libertad, pescado salvaje, ternera alimentada con pasto, etc., junto con una ración de verduras ecológicas. Plantéatelo como «vegano de día, paleo de noche».

CÓMO UTILIZAR LOS S.A.L.V.A.VID.AS PARA ALCANZAR TUS OBJETIVOS Y SUEÑOS

La mayoría de nosotros tiene objetivos que quiere alcanzar o cambios que quiere hacer, y los practicantes de Mañanas Milagrosas utilizan sus S.A.L.V.A.viD.as para mejorar su capacidad de alcanzar sus objetivos y llevar a cabo los cambios deseados. Esto es aplicable especialmente en el caso de cualquier objetivo que hayan ido aplazando o al que no hayan dedicado tiempo, como poner en marcha un negocio o escribir un libro. Los

S.A.L.V.A.viD.as mejorarán tu capacidad para mantenerte centrado en tus objetivos e identificar qué acciones tienes que emprender cada día para progresar de forma constante.

Por ejemplo, utiliza una parte de tu tiempo de silencio para reflexionar sobre tus objetivos y encarnar los estados mentales y emocionales que te ayudarán a alcanzarlos.

Cuando crees tus afirmaciones, utilizando la fórmula orientada a los resultados que aprendiste antes, asegúrate de incorporar tus objetivos y sueños más importantes para que tus afirmaciones refuercen continuamente tu claridad y tu compromiso de cumplirlas. Leerlas a diario te mantendrá centrado en tus prioridades más importantes y en las acciones que debes emprender para alcanzarlas.

Cuando hagas la visualización, imagínate disfrutando sin ningún esfuerzo del proceso de alcanzar tus objetivos (como hacía yo mientras entrenaba para el ultramaratón) y conserva una imagen clara de cómo serán las cosas cuando los consigas. Acuérdate de mantener un estado emocional óptimo al visualizar, que te impulsará a poner en práctica las acciones que hayas afirmado. Cuanto más vívida y motivadora sea tu visión, más efectiva será a la hora de aumentar tu deseo y motivación para dar cada día los pasos necesarios hacia tus objetivos.

El ejercicio es un poco anómalo en este caso (a menos que tus objetivos estén relacionados con la forma física), pero siempre puedes escuchar pódcast o audiolibros relacionados con los objetivos que persigues mientras haces ejercicio. Yo tengo una amiga que se graba recitando sus afirmaciones y luego las escucha mientras corre en la cinta.

Cuando elijas qué libros o artículos leer, selecciona aquellos que estén en consonancia con tus objetivos para ayudarte a acelerar la velocidad a la que los alcanzas. Si quieres mejorar tu matrimonio o ganar más dinero, leer libros sobre esos temas aumentará inevitablemente tus probabilidades de éxito. Recuerda, yo empecé mis Mañanas Milagrosas durante la crisis de 2008, cuando estaba en bancarrota y tenía deudas, y la lectura de *Tu mejor promotor:*

tú mismo, de Michael Port, me enseñó las estrategias que necesitaba para conseguir más clientes y dar la vuelta a mi situación económica.

Finalmente, tu tiempo de escritura se puede centrar completamente en tus objetivos. Puedes hacer una lluvia de ideas sobre cómo podrías alcanzar tus objetivos. Puedes aclarar por escrito tus máximas prioridades. Puedes reconocer los progresos que has hecho. Puedes reflexionar sobre tus esfuerzos e identificar los campos en los que puede que tengas que ajustar tu enfoque.

Sean cuales sean tus objetivos (tanto si quieres mejorar tu matrimonio, tus ingresos, perder peso, vencer el cáncer, empezar un blog, cambiar tu trayectoria profesional, convertirte en emprendedor o cualquier otro resultado significativo) tu rutina diaria de S.A.L.V.A.viD.as te ayudará a dar lo mejor de ti cada día para que puedas alcanzarlos.

¡HAZ QUE TUS MAÑANAS MILAGROSAS SEAN SIEMPRE ORIGINALES, DIVERTIDAS Y APASIONANTES!

En los últimos quince años calculo que habré hecho unas cuatro mil quinientas Mañanas Milagrosas. Durante ese tiempo, me he dado cuenta de que mis Mañanas Milagrosas no dejarán de evolucionar nunca. Aunque sigo practicando los S.A.L.V.A.viD.as cada día y no veo ninguna razón por la que debería dejar de querer experimentar los beneficios de estas seis prácticas, creo que es importante introducir nuevos elementos e ir variando siempre tus Mañanas Milagrosas para que las cosas no se vuelvan aburridas o monótonas.

Por ejemplo, puedes cambiar tu rutina matutina de ejercicios cada mes. Puedes probar diferentes meditaciones guiadas o autoguiadas. Tal y como he comentado al hablar de las afirmaciones, a medida que sigues aprendiendo, creciendo y elevando tu consciencia, tus afirmaciones deberían actualizarse para reflejar en quién te estás convirtiendo y cuáles son tus objetivos actuales.

Naturalmente, los libros que leas cambiarán a medida que los acabes, brindándote algo nuevo que descubrir.

También puedes ajustar tus Mañanas Milagrosas sobre la marcha en función de tus cambios de horarios, las circunstancias y las prioridades del día. Cuando me preparo para dar una charla, dedico mi visualización a practicar y ensayar mi presentación. Cuando viajo y me alojo en hoteles, adapto mis Mañanas Milagrosas a la situación. Por ejemplo, si tengo programada una ponencia o un taller en una conferencia por la noche, cambio la hora de levantarme y empiezo el día un poco más tarde. Mientras escribía este libro (mi objetivo prioritario del momento), mis S.A.L.V.A.viD.as han estado muy centrados en ayudarme a acabarlo.

Como puedes ver, siempre puedes diseñar, personalizar y hacer evolucionar tus Mañanas Milagrosas para que encajen con tu estilo de vida.

REFLEXIONES FINALES SOBRE LA PERSONALIZACIÓN DE LAS MAÑANAS MILAGROSAS

La mayoría de los humanos tiene una necesidad innata de variedad. Para la mayoría de nosotros es importante que nuestras Mañanas Milagrosas tengan siempre un toque original e innovador. Una vez me quejé a mi mentor, Jesse, diciéndole que mi trabajo como comercial se estaba volviendo repetitivo y aburrido. Su respuesta fue: «¿De quién es la culpa de que sea aburrido? ¿De quién es la responsabilidad de hacer que vuelva a ser divertido?». Esta es una valiosa lección de responsabilidad personal que no olvidaré nunca. Tanto si se trata de nuestras rutinas como de nuestras relaciones, debemos actuar activa y continuamente para lograr que sean como queremos que sean.

9
DE INSOPORTABLE A IMPARABLE
La estrategia en tres fases para establecer cualquier hábito (en 30 días)

> Las personas de éxito no nacen así. Llegan a tener éxito al establecer el hábito de hacer lo que a quienes no tienen éxito no les gusta hacer. A las personas de éxito no siempre les gusta hacer estas cosas, simplemente se ponen manos a la obra y las hacen.
>
> DON MARQUIS

> La motivación es lo que te pone en marcha. El hábito es lo que te hace seguir adelante.
>
> JIM ROHN

Se dice que nuestra calidad de vida viene dada por la calidad de nuestros hábitos. Si una persona tiene una vida feliz, saludable y, en general, satisfactoria, es porque ha establecido los hábitos para crear y mantener sus niveles de felicidad, salud y éxito. Por el contrario, si alguien no tiene los niveles de éxito que desea, lo más probable es que aún no haya puesto en práctica los hábitos necesarios para crear los resultados que quiere. Instaura los hábitos y los resultados llegarán.

Espero que, a estas alturas del libro, tengas ganas de instaurar las Mañanas Milagrosas como un hábito diario y permanente que te ayude a vivir la vida que te mereces. En este capítulo aprenderás un enfoque sencillo para establecer nuevos hábitos y en el capítulo siguiente hablaremos de cómo aplicar estas técnicas en el viaje de transformación de tu vida en 30 días con las Mañanas Milagrosas.

Teniendo en cuenta que tus hábitos determinan en gran parte tu calidad de vida, no hay ninguna habilidad que sea más importante aprender y dominar que la de optimizar tus hábitos. Debes identificar, implementar y mantener los hábitos necesarios para crear los resultados que quieres en la vida, y aprender, al mismo tiempo, cómo abandonar cualquier hábito destructivo que te impida alcanzar tu verdadero potencial.

Los hábitos son comportamientos que se repiten con regularidad y tienden a producirse de manera inconsciente. Tanto si eres consciente como si no, tus hábitos han moldeado, y lo seguirán haciendo, tu vida. Si no controlas tus hábitos, tus hábitos te controlarán.

Desgraciadamente, si eres como el resto de nosotros, nunca te enseñaron a optimizar tus hábitos cuando eras pequeño. No había ninguna clase de Introducción a los Hábitos en la escuela, aunque seguramente habría sido la clase más valiosa que podríamos haber seguido. Así que no solo tendemos a entrar en la edad adulta con un arsenal de malos hábitos, sino que también aumentamos nuestro arsenal a medida que envejecemos. Por suerte, hay innumerables artículos y libros que hablan sobre el importante tema de los hábitos, incluyendo *bestsellers* como *Hábitos atómicos*, de James Clear; *Hábitos mínimos*, de B. J. Fogg; *Hábitos de alto impacto*, de Brendon Burchard y *Habit stacking* [Amontonar hábitos], de S. J. Scott.

Pero si nunca aprendimos a implementar y mantener hábitos positivos, no es de extrañar que la mayoría de nosotros fracasemos prácticamente en todos los intentos de mejorarlos, una y otra vez. Veamos, por ejemplo, los propósitos de Año Nuevo.

UN FRACASO HABITUAL: LOS PROPÓSITOS DE AÑO NUEVO

Cada año, millones de personas bienintencionadas hacen propósitos de Año Nuevo (PAN), pero pocos los cumplen. Un PAN es un hábito positivo (como hacer ejercicio o madrugar) que quieres integrar en tu vida, o un hábito negativo (como fumar o consumir comida chatarra) del que te quieres deshacer. No necesitas ninguna estadística para saber que la mayoría de la gente desiste de cumplir los PAN y tira la toalla antes de terminar el mes de enero.

Puede que hayas vivido este fenómeno en primera persona. Si vas al gimnasio la primera semana de enero, ya sabes lo difícil que es encontrar un sitio para estacionarse. El gimnasio está abarrotado de gente armada con un PAN para perder peso y ponerse en forma. Sin embargo, si vuelves al gimnasio a final de mes, verás que la mitad del estacionamiento está vacío. Sin una estrategia eficaz para seguir con los nuevos hábitos, la mayoría de las personas tira la toalla.

¿Por qué es tan difícil poner en práctica y conservar los hábitos que necesitamos para ser felices, gozar de buena salud y tener éxito? En primer lugar, en cierta medida, somos adictos a nuestros hábitos. Ya sea psicológica o físicamente, una vez que un hábito se ha reforzado con suficiente repetición, puede ser muy difícil cambiarlo. Aquí tienes tres motivos comunes por los que la gente no consigue crear y mantener nuevos hábitos:

- No saben cuánto tiempo tardarán en establecer su nuevo hábito y, sin un marco de tiempo predeterminado, tienen la sensación de que les llevará una eternidad. A ver, ¿quién tiene tanto tiempo?
- No tienen expectativas claras de cómo será el proceso, así que cualquier incomodidad física o psicológica o cualquier reto inesperado que surja los disuade.
- No tienen una estrategia sencilla y efectiva para seguir que les ayude a garantizar su éxito.

Dicho de otra forma, si no tienes una estrategia efectiva y demostrada, será más probable que fracases al crear un hábito. Abordemos y veamos cómo gestionar todos estos contratiempos.

¿CUÁNTO SE TARDA REALMENTE EN CREAR UN NUEVO HÁBITO?

Dependiendo del libro o del artículo que leas o del experto al que escuches, te llegarán pruebas convincentes de que necesitas desde solo una sesión de hipnosis hasta tres meses para incorporar con éxito un nuevo hábito en tu vida o deshacerte de uno existente.

Según una teoría bastante popular, que quizá tenga su origen en el libro de 1960 *Psicocibernética: el secreto para mejorar y transformar su vida*, de Maxwell Maltz, afirma que se necesitan veintiún días para establecer un nuevo hábito. El doctor Maltz descubrió que las personas que habían sufrido una amputación tardaban, de media, veintiún días en adaptarse a la pérdida de una extremidad. También argumentaba que las personas tardan veintiún días en adaptarse a cualquier cambio importante en la vida.

Otras teorías no se centran tanto en el número de días que tarda un hábito en convertirse en automático, sino que enfatizan que también depende de la dificultad del hábito. Mi experiencia personal, unida a los resultados reales que he observado haciendo de *coach* con cientos de clientes y miles de practicantes de las Mañanas Milagrosas, me ha llevado a la conclusión de que puedes cambiar cualquier hábito en treinta días (o menos) si utilizas la estrategia adecuada. El problema es que la mayoría de la gente no tiene ninguna estrategia, y aún menos la adecuada. Así que, año tras año, pierden la confianza en sí mismos y en su capacidad para mejorar a medida que se acumulan los intentos fallidos y los derriban.

¿Cómo puedes dominar tus hábitos? ¿Cómo puedes tomar el control total de tu vida (y de tu futuro) aprendiendo a identificar, implementar y mantener cualquier hábito positivo que quieras y deshacerte de una vez por todas de cualquier hábito negativo? Estás a punto de descubrir la estrategia *adecuada*, desconocida para casi todo el mundo.

LA ESTRATEGIA DE LAS MAÑANAS MILAGROSAS EN TRES FASES PARA ESTABLECER UN HÁBITO EN TREINTA DÍAS

Cuando no sabes qué esperar ni estás preparado para superar los desafíos mentales y emocionales que forman parte del proceso de implementar un hábito nuevo, es fácil fracasar. Esta estrategia pone remedio a esta situación.

Empezaremos dividiendo el marco temporal de los treinta días en tres fases de diez días. Cada una de estas fases presenta un conjunto de desafíos emocionales y obstáculos mentales diferentes para mantener el nuevo hábito, tanto si estás empezando un hábito positivo o acabando con uno negativo. Como la mayoría de las personas no suelen tener presente que estos contratiempos son normales y esperables, tienden a pensar que están haciendo algo mal y se dan por vencidas porque no se sienten bien y no saben qué hacer para superarlos. Tú lo sabrás hacer mejor.

Primera fase: insoportable (días 1-10)

Los diez primeros días de la implementación de un nuevo hábito, o la eliminación de uno antiguo, pueden parecerte casi insoportables. Aunque los primeros días puedan resultar fáciles o incluso emocionantes, porque se trata de algo nuevo, en cuanto desaparece la novedad, llega la realidad. Lo odias. Es difícil. Ya no es divertido. En lo más profundo de ti te resistes al cambio y lo rechazas. Tu mente te dice: «Lo odio». Tu cuerpo grita: «No me gusta esto».

Si tu nuevo hábito es levantarte temprano (lo cual sería práctico para empezar ya), es posible que durante los diez primeros días tu experiencia sea similar a esto: [Suena el despertador].

«Dios mío, ¡ya es de día! No quiero levantarme. Estoy taaaaan cansado. Necesito dormir más. Bueno, solo diez minutitos más». [Presionas al botón de «posponer»].

El problema para la mayoría de la gente es que no se da cuenta de que esta situación que parece insoportable durante los diez primeros días es solo temporal. En vez de eso, cree que se sentirá siempre así con el nuevo hábito, diciéndose: «Si este nuevo hábito es así de difícil, olvídalo, no vale la pena».

En consecuencia, a muchos de nosotros, una y otra vez, nos cuesta empezar rutinas de ejercicio, dejar de fumar, mejorar la dieta, ceñirnos a un presupuesto o cualquier otro hábito que mejoraría nuestra calidad de vida, porque todos estos nuevos hábitos nos hacen sentir mal al principio. Pero este no tiene por qué ser tu caso.

Cuando estés preparado para estos primeros diez días, cuando sepas que es el precio que debes pagar por el éxito, cuando sepas que los primeros 10 días serán desafiantes, pero también temporales, ¡romperás las estadísticas y tendrás éxito! Si los beneficios son lo suficientemente merecedores, podemos hacer cualquier cosa durante diez días, ¿verdad?

Así que los diez primeros días de la implementación de cualquier nuevo hábito no son pan comido. Te resistirás. Puede que lo odies en ocasiones. Pero puedes hacerlo. Sobre todo, teniendo en cuenta que a partir de aquí solo va a mejor, y que la recompensa es la capacidad de crear cualquier cosa que quieras en la vida Si anticipas el malestar inicial, serás capaz de sobrellevarlo para alcanzar el objetivo que deseas.

Segunda fase: incómodo (días 11-20)

Después de los diez primeros días (los más difíciles), empieza la segunda fase de diez días, que es considerablemente más fácil. Te empezarás a acostumbrar al nuevo hábito. También habrás desarrollado cierta confianza y asociaciones positivas con los beneficios de tu nuevo hábito.

Aunque el periodo entre los días 11 y 20 no sea insoportable, aún seguirá siendo incómodo y requerirá disciplina y compromiso por tu parte. En esta fase aún será tentador volver a tu antiguo comportamiento. Por ejemplo, si levantarte temprano es tu nuevo hábito, aún te resultará más fácil seguir durmiendo porque es lo que has hecho durante mucho tiempo. Mantén tu compromiso. Ya conseguiste pasar de *insoportable* a *incómodo*, y estás a punto de descubrir lo que se siente al elevarte hasta ser *imparable*.

Tercera fase: imparable (días 21-30)

Las pocas personas que consiguen llegar a los últimos 10 días, la recta final, suelen cometer un terrible error: seguir la popular teoría de que solo se necesitan veintiún días para establecer un nuevo hábito.

Los expertos que defienden esta teoría tienen parte de razón. Realmente se tardan veintiún días (las dos primeras fases) en establecer un nuevo hábito. Pero la tercera fase de diez días es vital para conservar ese nuevo hábito a largo plazo. En los últimos diez días se refuerza positivamente y se asocia placer con el nuevo hábito. Hasta ahora has estado asociándolo fundamentalmente con sufrimiento y malestar. En este momento cambias de mentalidad y empiezas a sentirte orgulloso de ti mismo por haber llegado tan lejos.

La tercera fase es también la de la transformación real, pues el nuevo hábito pasa a formar parte de tu identidad. Va más allá del espacio entre «algo que estás intentando» y «en quién te estás convirtiendo». Empiezas a verte como alguien que *vive* el hábito.

Por ejemplo, si pasas de ser alguien con una identidad que dice «No soy madrugador» a decir «¡Soy madrugador!», en vez de temer al despertador por la mañana, ahora te emociona levantarte y ponerte en marcha cuando suena la alarma porque lo has estado haciendo durante más de veinte días seguidos. Estás empezando a ver y notar los beneficios.

Mucha gente se confía demasiado, se da una palmada en el hombro y piensa: «Lo he hecho durante veinte días, así que voy a tomarme unos días de descanso». El problema es que esos primeros veinte días son la parte más difícil del proceso. Descansar unos días antes de haber invertido el tiempo necesario en reforzar positivamente el hábito hace que sea difícil retomarlo. Entre los días 21 y 30 realmente empiezas a experimentar los beneficios exponenciales e incluso empiezas a disfrutar del hábito, lo que te facilitará mantenerlo en el futuro.

SUPERAR LAS LIMITACIONES QUE NOS AUTOIMPONEMOS

¿Recuerdas la historia del principio del libro, cuando mi querido amigo Jon Berghoff me recomendó que saliera a correr para que esto me ayudara con mi depresión y ganara la claridad que necesitaba para resolver mis problemas económicos? Y le dije: «No me gusta correr, Jon. De hecho, lo odio. No puedo hacerlo». Así es como fue mi proceso desde no creer que fuera corredor hasta completar un ultramaratón de 84 kilómetros.

Unos seis meses después de empezar a practicar las Mañanas Milagrosas, Jon me invitó a correr el maratón de Atlantic City para recaudar dinero para la Front Row Foundation, una organización benéfica de cuya junta ambos formábamos parte. Insistió en que yo podía correr cualquier distancia y bromeó diciendo que incluso podría caminar cinco kilómetros con su abuela. También me explicó que, en el pasado, él tampoco creía que pudiera correr un maratón, pero día a día, paso a paso, se acabó convirtiendo en un corredor. Al final, Jon acabó corriendo no uno, sino tres ultramaratones, incluyendo uno doble-ultra, de 160 kilómetros consecutivos. «Vamos, Hal —bromeó—, ¡si yo puedo correr 160 kilómetros, tú puedes correr 42!». No sé por qué, esa lógica no acababa de convencerme.

«Bueno, lo pensaré», le dije para retrasar el momento en el que le tendría que decir que no.

No me malinterpretes. Creo firmemente en la labor que lleva a cabo la Front Row Foundation, que cambia vidas, y la apoyo. Llevaba años donando un porcentaje de mi salario a la organización, desde el momento en el que la fundó otro querido amigo, Jon Vroman. Pero extender un cheque era mucho más fácil que correr un maratón. A no ser que me persiguiera alguien, tras terminar la escuela no había corrido ni una manzana. E incluso entonces solo corría para no reprobar educación física.

Por no hablar de que, desde que me rompí el fémur y la pelvis en aquel accidente a los 20 años, siempre tuve un miedo inconsciente de lo que me podría pasar si ejercía demasiada presión en la pierna. Cada vez que iba a esquiar, no podía evitar la visión de una tremenda caída tras la que la vara de titanio que tengo en la pierna atravesaba la piel del muslo. Sé que es una imagen horrible, pero romperte las extremidades, que te las arreglen con tornillos y placas y que te digan que quizá no vuelvas a caminar puede provocarte esto.

Casualmente, justo una semana después de hablar con Jon, una de mis clientas de *coaching*, Katie Fingerhut, terminó su segundo maratón. Tras celebrar su logro, le dije que yo me lo estaba planteando. «Hal, es increíble —me dijo—, ¡me siento como si pudiera hacer cualquier cosa ahora! ¡Tienes que hacerlo!».

Después de escuchar los entusiastas testimonios de Jon y Katie a favor de correr una maratón, empecé a pensar que a lo mejor había llegado el momento de superar la creencia autolimitante de que no me gustaba correr. Si ellos podían hacerlo, yo también. También me planteé que correr un maratón sería, sin lugar a duda, una manera de forzarme a evolucionar hacia una versión de mí mismo de nivel 10. Esto me motivó. Así que me comprometí a empezar a correr.

A la mañana siguiente, decidí valorar mis habilidades físicas y ver hasta dónde podía correr. Utilicé mis Mañanas Milagrosas para apoyarme en esto, centrando mi silencio en aclimatar mi sistema nervioso a la idea de correr, mis afirmaciones en reforzar la perspectiva de que podía llegar a ser un corredor, y mi visualización en verme saliendo a correr estando en un estado emocional óptimo. En cuanto completé la S, la A y la V de mi Mañana Milagrosa, me puse los tenis de basquetbol Nike Air Jordan (ni siquiera tenía tenis para correr) y salí por la puerta de casa. Lo extraño es que, gracias a los beneficios de utilizar mis prácticas matutinas para prepararme y optimizar mi mentalidad, ¡en realidad tenía ganas!

Salí deprisa a la calle, motivado e inspirado. Respiré profundamente y aumenté la velocidad a medida que me acercaba a la banqueta. «No está tan mal —pensé—. ¡Me convertiré en un corredor!». Y luego, de repente, en cuanto bajé de la banqueta a la calle, me torcí el tobillo y caí al suelo. «No lo puedo creer». Estaba tirado en el asfalto, retorciéndome de dolor.

Por suerte, unos minutos más tarde, me di cuenta de que solo había sido una torcedura sin importancia. Con cuidado me volví a poner de pie y empecé a cojear hacia mi casa, sintiéndome decepcionado, un poco aliviado por no haber tenido que correr y, sobre todo, decidido a intentarlo de nuevo. Mis experiencias vitales me habían enseñado que cuando nos comprometemos con algo, el universo (o Dios) nos pondrá a prueba para ver nuestro nivel de compromiso. Pensé: «Lo volveré a intentar mañana». Estaba entregado.

30 DÍAS: «DE INSOPORTABLE A IMPARABLE» EN ACCIÓN

Al día siguiente, el tobillo no me dolía y empecé a entrenarme oficialmente para el maratón. Pero cuando tan solo había corrido unas cuantas manzanas me quedé sin aliento y recordé lo que había creído durante mucho tiempo, que no me gustaba correr. Me dolían las caderas. Me dolía el fémur que me había fracturado en el pasado. No tenía la resistencia necesaria para correr ni un kilómetro, ¡así que imagínate 42! Me di cuenta de que necesitaba ayuda, necesitaba un plan. Entré en amazon.com y compré el libro perfecto, *Entrenamiento de maratón para principiantes*, de David Whitsett. Ahora ya tenía un plan.

Días 1-10

Los diez primeros días corriendo fueron tanto dolorosos físicamente como desafiantes mentalmente. Cada día libraba una batalla constante en mi mente con la vocecita de la mediocridad diciéndome que no pasaba nada si lo dejaba y que no tenía por qué hacer aquello. Pero sabía que tirar la toalla era la opción fácil y solo podría llegar a convertirme en una mejor versión de mí mismo si seguía con mi compromiso hasta el final (la opción correcta). «Haz lo correcto, no lo fácil», me repetía yo. Seguí corriendo. Estaba comprometido.

Días 11-20

Los días 11 a 20 fueron un poco menos difíciles. Seguía repitiéndome que no me gustaba correr, pero ya no lo odiaba. Por primera vez en la vida estaba estableciendo el hábito de correr cada día. Había dejado de ser una experiencia temible y desconocida que veía hacer a otros correr por la banqueta mientras yo conducía. Después de pocas semanas corriendo a diario, empezó a convertirse en algo normal para mí levantarme y salir a correr. Seguía comprometido y salir a correr cada vez me resultaba más fácil.

Días 21-30

Los días 21 a 30 fueron casi placenteros, y paulatinamente me fui olvidando de lo que era odiar salir a correr. Como se estaba convirtiendo en un hábito, lo hacía sin pensarlo demasiado ni tener que esforzarme mucho. Simplemente me levantaba, me calzaba los tenis de correr (sí, ya había hecho la inversión) y llevaba un registro de lo que corría cada día. La batalla mental había desaparecido; la había reemplazado por recitar afirmaciones positivas o escuchar audios de desarrollo personal y profesional mientras corría. En tan solo treinta días superé por completo mi creencia limitante de que no podía correr y me convertí en lo que nunca hubiera imaginado que podría ser...: un corredor. Esto también me hizo confiar en mis capacidades y plantearme qué otras creencias limitantes podría superar y qué hábitos significativos podría cambiar en solo treinta días.

EL RESTO DE LA HISTORIA: «84 KILÓMETROS HACIA LA LIBERTAD»

Después de solo cuatro semanas siguiendo mi plan de entrenamiento para el maratón, en el que gradualmente aumentaba la distancia que corría cada día, había corrido un total de 80 kilómetros, ¡incluida una carrera de 10 kilómetros! Llamé a Jon para celebrarlo. Se alegraba por mí, pero como nunca había sido de quienes permiten que sus amigos se duerman en los laureles, me propuso un nuevo reto: «Hal, ¿por qué no corres un ultramaratón? Si corres 42 kilómetros, también puedes correr 84». Solo Jon podía sugerir una lógica de ese estilo.

«Bueno, es una idea interesante. Lo pensaré», le dije.

Esta vez, cuando le dije a Jon «Lo pensaré», lo decía de verdad. Me fascinaba la idea de esforzarme aún más y correr 84 kilómetros consecutivos. El hecho de haber sido capaz de correr 80 kilómetros en un mes, culminándolos con una carrera de 10 kilómetros consecutivos, hacía añicos limitaciones que antes creía ciertas. A lo mejor Jon tenía razón. Si podía entrenar para correr 42 kilómetros, también podía entrenar para correr 84. Aún me quedaban seis meses para el maratón de Atlantic City, así que, ¿por qué no apuntar un poco más alto e ir por los 84? Así lo hice. ¡Incluso logré convencer a un amigo y a dos de mis valientes clientes de *coaching* para que lo hicieran conmigo!

Seis meses más tarde llevaba 765 kilómetros registrados, incluyendo tres carreras de 32 kilómetros, y había viajado al otro lado del país para encontrarme con dos de mis clientes preferidos de *coaching*, James Hill y Favian Valencia, así como con mi vieja amiga Alicia Anderer, para que los cuatro pudiéramos intentar correr 84 kilómetros juntos. Jon incluso tomó un avión para ir a apoyarnos. Sin embargo, había un reto logístico: el maratón de Atlantic City era de 42.19 kilómetros y no estaba preparada para corredores de ultramaratón. Así que improvisamos.

Quedamos en el paseo marítimo a las 3:30 horas de la mañana. Nuestro objetivo era terminar los primeros 42 kilómetros antes de que empezara el maratón oficial a las 8:00, y luego hacer la segunda mitad con los corredores del maratón. El momento fue surrealista. La energía entre nosotros cuatro era una mezcla de emoción, miedo, adrenalina e incredulidad. ¡¿En serio íbamos a hacerlo?!

El aire de octubre era tan frío que habríamos podido ver nuestro aliento si la luna hubiera brillado más. Sin embargo, la ruta estaba lo suficientemente iluminada y empezamos. Un pie delante del otro, paso a paso, avanzamos. Estábamos todos de acuerdo en que esa era la clave para triunfar ese día: seguir adelante. Mientras no paráramos de poner un pie delante del otro, mientras no dejáramos de avanzar, acabaríamos llegando a nuestro destino.

Seis horas y cinco minutos más tarde, en gran parte gracias al apoyo colectivo y a la corresponsabilidad del grupo trabajando juntos como si fuéramos uno, completamos los primeros 42 kilómetros. Fue un momento decisivo para todos nosotros. No por los 42 kilómetros que ya habíamos corrido, sino por la fortaleza mental que necesitaríamos para correr los 42 kilómetros que nos quedaban.

La emoción que seis horas antes impregnaba cada fibra de nuestro ser había sido sustituida por un intenso dolor, fatiga y agotamiento mental. Teniendo en cuenta el estado mental y físico en el que nos encontrábamos, no sabíamos si seríamos capaces de repetir lo que acabábamos de hacer. Pero seguimos adelante.

Tras un total de quince horas y media desde el momento en el que empezamos, James, Favian, Alicia y yo terminamos nuestra misión de 84 kilómetros... juntos. Un pie delante del otro, paso a paso, corrimos, trotamos, caminamos, cojeamos y nos arrastramos literalmente para cruzar la línea de meta.

Al otro lado de esa línea estaba la libertad, el tipo de libertad que jamás te pueden arrebatar. Éramos libres de las limitaciones autoimpuestas. Aunque gracias al entrenamiento habíamos logrado creer que era posible correr 84 kilómetros seguidos, ninguno de nosotros terminaba de creerse que fuera probable, y mucho menos inevitable. Individualmente, cada uno de nosotros se enfrentaba a sus propios miedos y dudas. Pero en cuanto cruzamos la línea de meta, nos hicimos el regalo de liberarnos de nuestros miedos, nuestras dudas y las limitaciones que nos habíamos impuesto.

Fue en ese momento cuando me di cuenta de que regalarse esta libertad no es algo reservado para algunas personas elegidas, sino que está a disposición de cada uno de nosotros en el momento en que tomamos la decisión de asumir retos que están fuera de nuestra zona de confort, que nos obligan a crecer, a ampliar nuestra capacidad y a ser y a hacer más de lo que hayamos sido y hecho en el pasado. Esta es la auténtica libertad.

¿ESTÁS PREPARADO PARA LA AUTÉNTICA LIBERTAD?

En el próximo capítulo, «El viaje de transformación de tu vida en 30 días con las Mañanas Milagrosas» te permitirá superar las limitaciones que te has autoimpuesto para que puedas ser, hacer y tener todo lo que quieras en la vida, con más rapidez de lo que hayas creído posible. Esa es la auténtica libertad, la libertad de ser, hacer y tener lo que decidas crear para ti mismo. Los S.A.L.V.A.viD.as combinan seis hábitos diarios que te pueden cambiar la vida en un ritual, y aunque a la mayoría de las personas que lo prueban les encanta desde el primer día, conseguir hacerlo durante treinta días (para que puedas convertirlo en un hábito para toda la vida) requerirá un firme compromiso por tu parte. Al otro lado de los próximos treinta días estás tú, convirtiéndote en la persona que necesitas ser para crear todo lo que siempre has querido en la vida. ¿Hay algo más fascinante que esto?

10 EL VIAJE DE TRANSFORMACIÓN DE TU VIDA EN 30 DÍAS CON LAS MAÑANAS MILAGROSAS

> Una vida extraordinaria se basa en mejoras diarias y constantes en los aspectos más importantes.
>
> ROBIN SHARMA

> La vida empieza donde termina tu zona de confort.
>
> NEALE DONALD WALSH

Hagamos de abogado del diablo por un momento. ¿Las Mañanas Milagrosas pueden cambiarte realmente la vida en solo treinta días? ¿Hay algo que realmente pueda tener ese impacto tan significativo en tu calidad de vida en tan poco tiempo? Bueno, piensa que a mí me la cambió, incluso cuando estaba arruinado, deprimido y en mi momento más bajo. También se la ha cambiado a millones de personas en todo el mundo. Personas normales, como tú y como yo, que se han dado cuenta de que todos llevamos dentro lo necesario para convertirnos en gente extraordinaria.

¿Te acuerdas de Keith Minick, cuyo hijo falleció tres horas después de haber nacido? Keith se pasó más de un año deprimido e insatisfecho con su vida profesional. Luego, durante su primerísima Mañana Milagrosa, su mentalidad cambió por completo: «Puse el despertador, me levanté y empecé los S.A.L.V.A.viD.as. Experimenté cambios instantáneos en mi psicología, fisiología y salud mental. Me apropié de mi situación y me marqué un camino y un proceso para alcanzar la vida que quería».

Y añadió: «Llevo casi una década practicando la rutina de las Mañanas Milagrosas. El marco de trabajo de los S.A.L.V.A.viD.as sigue siendo una parte fundamental de mi vida. Un factor esencial de mi éxito ha sido el implemento, el mantenimiento y la evolución de mi rutina. Animo a cualquiera que esté esperando algún avance en su vida, que esté luchando contra la depresión o intentando desatascar su vida a que lea y ponga en práctica el marco de trabajo de los S.A.L.V.A.viD.as de las Mañanas Milagrosas».

La historia de Keith es un ejemplo real de lo rápido que pueden cambiar las cosas y cómo, en diez años, puedes seguir evolucionando para alcanzar la mejor versión de ti mismo.

En el último capítulo aprendiste una estrategia efectiva y sencilla en tres fases para poner en práctica y mantener cualquier hábito nuevo en treinta días. Ahora aplicaremos esta estrategia directamente a la práctica de las Mañanas Milagrosas utilizando *El viaje de transformación de tu vida en 30 días con las Mañanas Milagrosas* para que tengas la sensación de que es una transición fluida en tu vida.

En las ediciones anteriores de este libro, me refería a esta transformación como *reto*. Pero cuando me puse a escribir esta nueva edición me di cuenta de que la mayoría de nosotros ya tiene suficientes retos en la vida y que las Mañanas Milagrosas son realmente un viaje para elevar tu consciencia y convertirte en la mejor versión de ti mismo. Este capítulo y las acciones que te propone representan los primeros treinta días de toda una vida con Mañanas Milagrosas.

Además de los S.A.L.V.A.viD.as, identificarás otros hábitos que creerás que tienen un impacto relevante en tu vida, en tu éxito, en quién quieres ser y en adónde quieres llegar. Luego, usarás los próximos treinta días para empezar a crear estos hábitos, que transformarán por completo la dirección de tu vida, tu salud, tu riqueza, tus relaciones y cualquier otro aspecto que elijas. Al cambiar la dirección de tu vida, transformarás inmediatamente tu calidad de vida y, en última instancia, cambiarás tu destino.

PIENSA EN LAS RECOMPENSAS

Cuando te comprometes a *transformar tu vida en 30 días con las Mañanas Milagrosas*, te comprometes a construir unos fundamentos para alcanzar tu potencial en cada aspecto de tu vida. Empezarás cada día con extraordinarios nuevos niveles de claridad (el poder que generarás concentrándote en lo que de verdad importa), disciplina (la habilidad fundamental para conseguir que cumplas tus compromisos) y desarrollo personal (tal vez el factor determinante más decisivo para el éxito). Al levantarte para tus Mañanas Milagrosas y poner en práctica tus S.A.L.V.A.viD.as durante los próximos treinta días, verás que acabarás convirtiéndote rápidamente en la persona que necesitas ser para crear y mantener las mejoras que quieres hacer ahora y durante el resto de tu vida.

También transformarás tus Mañanas Milagrosas de un concepto que quizá te entusiasme (o incluso te intimide un poco) implementar a un hábito para toda la vida que podrás utilizar para seguir desarrollándote hasta convertirte en la persona que necesitas ser para seguir creando la vida que siempre has querido. Incluso en estos primeros treinta días, experimentarás enormes mejoras en tu mentalidad y en cómo te sientes.

Al practicar los S.A.L.V.A.vi.D.as cada día, experimentarás los beneficios físicos, intelectuales, emocionales y espirituales combinados del silencio, de las afirmaciones, de la lectura, de la visualización, de anotar y del deporte. Que no te sorprenda si te sientes menos estresado, más centrado, más atento, más feliz y entusiasmado con la vida.

Si ahora mismo estás dudando, o te preocupa si serás capaz de terminar estos treinta días, relájate, es perfectamente normal sentirse así. Esto será realmente así sobre todo si lo de despertarte por la mañana te resultó difícil en el pasado. Acuérdate de que todos padecemos el síndrome del espejo retrovisor, así que es normal que tengas algunas dudas o te sientas nervioso. De hecho, es un signo de que estás preparado para comprometerte. Si no, no estarías nervioso.

Recuerda que tu situación vital mejorará después, únicamente después de que evoluciones y te conviertas en la persona que necesitas ser para mejorarla. Eso es exactamente lo que pueden ser los próximos treinta días de tu vida: un nuevo comienzo, un nuevo tú.

3 PASOS PARA EMPEZAR EL VIAJE DE TRANSFORMACIÓN DE TU VIDA EN 30 DÍAS CON LAS MAÑANAS MILAGROSAS

Paso 1: consigue el kit de Transformación de tu vida en 30 días con las Mañanas Milagrosas

Entra en <miraclemorning.com/resources> y descarga, imprime y empieza a llenar tu kit de iniciación rápida del *viaje de transformación de tu vida en 30 días con las Mañanas Milagrosas*, que contiene ejercicios, afirmaciones, listas diarias, hojas de seguimiento y todo lo que necesitas para que empezar y terminar *el viaje de transformación de tu vida en 30 días* sea lo más fácil posible. Este documento te ayudará a identificar qué aspecto(s) de tu vida quieres mejorar, a tener presente cualquier obstáculo que puede que necesites superar, a aclarar qué acciones emprenderás para hacerlo y luego adaptar tu práctica diaria de las Mañanas Milagrosas para ayudarte a no abandonar, de una forma parecida a cómo utilicé yo los S.A.L.V.A.viD.as para duplicar mis ingresos durante la crisis de 2008. Como todas las cosas que valen la pena en la vida, completar con éxito el viaje de transformación de tu vida en 30 días requiere un poco de preparación, así que es importante que hagas los ejercicios iniciales del Kit de Transformación de Vida (no te llevarán más de entre treinta y sesenta minutos). Incluso puedes hacerlo durante tu tiempo para anotar en tu primera Mañana Milagrosa.

Paso 2: planifica tu primera Mañana Milagrosa para mañana

Comprométete y programa tu primera Mañana Milagrosa para mañana (sí, anótalo en la agenda), y decide dónde la harás. Recuerda que te recomiendo que salgas de la recámara para que no caigas en la tentación de volver a la cama. Yo practico las Mañanas Milagrosas cada día en el sillón de la sala mientras el resto de mi familia duerme. Hay gente que me ha dicho que disfruta practicando sus Mañanas Milagrosas al aire libre, en la naturaleza, cuando hace buen tiempo. Practica las tuyas donde te sientas más cómodo, pero también donde sepas que no te interrumpirán. Por último, recuerda que la clave aquí está en el progreso, ¡no en la perfección! Ni siquiera tienes que hacer todos los S.A.L.V.A.viD.as al principio. Como dije en el párrafo anterior, puedes empezar con las anotaciones y seguir rellenando tu kit de iniciación rápida. O puedes centrarte en la lectura y continuar con los dos próximos capítulos. Lo más importante es que empieces el día con desarrollo personal, ya sea con uno de los S.A.L.V.A.viD.as, con todos o con algunos de ellos.

Paso 3: ponte el despertador y colócalo al otro lado de la recámara

Como solía decir mi primer *coach*, Jeff Sooey, «Aquí es donde el neumático toca el asfalto». Comprométete a levantarte más temprano (idealmente, entre treinta y sesenta minutos antes de la hora a la que debes hacerlo) y a llevar a cabo tu primera Mañana Milagrosa. No es imprescindible que coloques el despertador en la otra punta de la recámara, pero puede que recuerdes del Capítulo 5 que esto te obliga a salir de la cama, y estando de pie te será mucho más fácil mantenerte despierto que cuando puedes alargar el brazo hasta la mesita de noche y apagarlo.

También hay un Paso 4 opcional: descarga la aplicación gratuita Miracle Morning Routine. Si no te gusta utilizar aplicaciones, puedes obviar este paso. Pero si te gustan, esta aplicación te proporciona una mayor responsabilidad al permitirte registrar diariamente tu progreso y marcar tus S.A.L.V.A.viD.as a medida que los completes. Los recursos adicionales incluyen temporizadores personalizables, un creador de afirmaciones, un diario integrado y audios opcionales con los S.A.L.V.A.viD.as guiados para que puedas completar tus Mañanas Milagrosas oprimiendo «Reproducir» y siguiendo lo que escuches. Si te gusta utilizar aplicaciones, este es un recurso gratuito maravilloso que te ayudará a prepararte para el éxito.

¿Estás preparado para transformar tu vida?

Recuerda que cuando medíamos nuestros niveles de éxito y satisfacción en una escala del 1 al 10, vimos que todos nacemos con una motivación innata y un deseo de llegar a ser la mejor versión de nosotros mismos y experimentar una vida de nivel 10. ¿En qué se traduciría, para ti, dar los primeros pasos en esa dirección? ¿Cuál es el siguiente nivel de éxito y satisfacción en tu vida personal o profesional? ¿Qué habilidades o hábitos necesitas desarrollar para alcanzar esos niveles?

Sin importar lo que haya sucedido en el pasado, puedes cambiar tu futuro cambiando el presente. Regálate invertir solo treinta días para mejorar significativamente tus pensamientos, palabras y acciones, elevando así tu consciencia mañana a mañana.

Para.

Respira.

¡Llegó el momento de empezar a vivir lo que aprendiste!

Ya dije que leer es una herramienta increíblemente valiosa para la transformación personal... si puedes convertir lo aprendido en acción. Llegó el momento de empezar tu práctica diaria de las Mañanas Milagrosas si aún no lo has hecho.

Ahora te esperan dos capítulos más que te ayudarán a optimizar tu sueño y a elevar tu consciencia a un estado de libertad interior. Pero será mejor que los sigas una vez que tu práctica de las Mañanas Milagrosas haya iniciado. Te recomiendo que integres estos capítulos en la L (lectura) de tus S.A.L.V.A.viD.as.

Si en algún momento quieres revisitar los pasos para comenzar, vuelve atrás y revisa el «Capítulo 10: El viaje de transformación de tu vida en 30 días con las Mañanas Milagrosas». ¡Estoy muy contento por ti y por los conocimientos y el crecimiento que experimentarás! ¡Buena suerte!

11
NOCHES MILAGROSAS
Tu estrategia para acostarte feliz y dormir mejor

> Si te acuestas a la misma hora y te levantas a la misma hora cada día, verás que no solo mejorarás la calidad de tu sueño, sino que incluso es posible que no necesites tantas horas.

Dr. Michael Breus (psicólogo clínico y experto en medicina del sueño)

> Que los ángeles del cielo te traigan los sueños más dulces. Que tengas un sueño largo y feliz. ¡Buenas noches, amigo!

Anónimo

Durante años, la gente me ha preguntado cuál era mi ritual nocturno. Y durante años me ha dado un poco de vergüenza decirles que no tengo ninguno. Parecía que mi respuesta siempre resultaba decepcionante. Esto fue así hasta que me di cuenta de que tener una intención clara sobre cómo acabamos el día puede ser tan importante como la forma en que lo empezamos. Este capítulo te ayudará a crear un ritual para tus Noches Milagrosas teniendo en cuenta los siguientes beneficios:

- Superar las dificultades para conciliar y/o mantener el sueño.
- Librarte de los pensamientos y sentimientos estresantes para que puedas irte a la cama sintiéndote en calma y relajado.
- Preparar tu entorno interno y externo para que te despiertes sintiéndote más renovado y con más energía.
- Quedarte dormido sintiéndote agradecido y en paz.

Si tienes problemas por sentirte estresado al final del día y te cuesta conciliar el sueño o mantenerte dormido, este capítulo es especialmente para ti. Como alguien que ha sufrido y superado el insomnio crónico y periodos prolongados de falta de sueño, sé lo devastador que puede ser física, mental y emocionalmente. Así que me comprometo a hacer todo cuanto pueda para ayudar a otros a acabar el día de una manera que les permita sentirse genial y dormir bien.

Como mencioné en el Capítulo 5, nuestro estado mental y emocional por la mañana suele ser un reflejo del estado mental y emocional en el que nos encontrábamos cuando nos quedamos dormidos. Aquello en lo que te permites centrarte antes de acostarte no solo puede hacer que te cueste conciliar el sueño, sino que también pesa en tu subconsciente mientras duermes y afecta a cómo te sientes cuando te despiertas. Así que si acabas el día permitiéndote tener pensamientos estresantes, esto afectará a tu capacidad de tener un sueño reparador y, seguramente, te despertarás estresado y sintiendo que no descansaste bien.

Si, en vez de eso, estableces una rutina nocturna que te permita dejar de lado los pensamientos estresantes, calmar el cuerpo y la mente y centrarte en aquello por lo que estás agradecido, será mucho más probable que te quedes dormido sintiéndote en paz, agradecido y feliz, que duermas bien y que te despiertes en ese mismo estado de felicidad. Con esta perspectiva en mente, tiene sentido que seamos muy conscientes acerca de cómo concluimos cada día para preparar la mente y el cuerpo no solo para tener un sueño reparador, sino también para un inicio óptimo del día siguiente.

«ME QUIERO MORIR»

Desde noviembre de 2019 hasta mayo de 2020, dormí un promedio de entre dos y cuatro horas por noche. Si alguna vez has pasado una noche en la que solo pudieras dormir unas horas, sabrás lo perjudicial que puede ser para tu bienestar mental, emocional y físico. Seis meses de privación de sueño crónica me dejaron gravemente traumatizado, experimenté alucinaciones y pensé que la gente me quería matar, sufría una depresión implacable y una ansiedad debilitante. Incluso llegué a contemplar el suicidio.

Pasaba las noches desvelado, dando vueltas en la cama y mirando al techo. La cabeza me daba vueltas, invadida por todos los disparates que están pasando en el mundo, los problemas en mi vida personal y el miedo a que volviera el cáncer, todo lo cual creaba una tormenta de ansiedad. Mi corazón se aceleraba al unísono con mi mente y el cortisol me inundaba las venas, provocando que me sintiera totalmente despierto a la vez que mental y físicamente agotado. Durante el día no me encontraba bien, me sentía infeliz y pasaba mucho tiempo en un infierno.

La falta de sueño alimentaba mi depresión y ansiedad, y mi depresión y ansiedad contribuían a mi falta de sueño. Era un círculo vicioso que no acabaría nunca a menos que hiciera algo para escapar de él. Una noche, en la habitación de invitados, donde llevaba dos meses durmiendo solo para no despertarme cuando Ursula se acostaba, le escribí este mensaje desesperado:

> Cariño, no quiero preocuparte, pero tengo que ser sincero. Me quiero morir. Ya no lo aguanto más y no sé qué hacer.

Unas horas más tarde, Ursula se despertó, leyó mi mensaje y entró en la habitación de huéspedes. Me dio un abrazo y me dijo que me quería. Venía con desesperación y compasión a partes iguales. Siendo completamente transparente, nuestro matrimonio apenas había sobrevivido los últimos años, y los últimos seis meses estaba a punto de desmoronarse. Ambos estábamos sufriendo, pero yo era la única causa. Llevaba casi medio año sin poder dormir bien y me había convertido en una persona distinta. No era el hombre positivo, feliz y alegre con el que Ursula se había casado. Tenía ansiedad, miedo, estaba deprimido y era desagradable estar conmigo. Por mucho que me quisiera, ella había llegado a su límite, y verme perder la esperanza provocó que ella hiciera lo mismo.

Empecé a investigar y experimentar con varias estrategias para mejorar mi sueño. Igual que los S.A.L.V.A.viD.as surgieron en 2008 de la desesperación y la depresión, la solución a mi pesadilla de sueño llegó, con el tiempo, a través de prueba y error, a medida que desarrollaba las Noches Milagrosas.

Por aquel entonces estaba navegando por el grupo de Facebook de la Comunidad de las Mañanas Milagrosas cuando la publicación de un tal Brian Marshall me llamó la atención. Brian se ha convertido en uno de los practicantes de las Mañanas Milagrosas más constantes del mundo. Actualmente ya completó más de 2200 Mañanas Milagrosas consecutivas (y sigue sumando) sin haberse saltado ni un solo día. Según Brian, su récord de registros ininterrumpidos de Mañanas Milagrosas se debe a su rutina nocturna que le predispone para el éxito en las mañanas, a la que llamó *RESTERS*, su propio acrónimo para optimizar la hora de acostarse y dormir. La publicación de Brian decía:

> Recientemente completé más de 260 días consecutivos de Mañanas Milagrosas. Sin pausas, sin acortarlas, sin saltarme ni un día. Mi vida se transformó en algo mucho más placentero e intencionado. Me siento vivo y noto que brillo con GENIALIDAD. Me mantengo firme tras el timón de mi vida y tengo una claridad maravillosa sobre mi propósito y mi dirección. Cada día me despierto mejor de lo que era el día anterior porque cada día completo fielmente mis S.A.L.V.A.viD.as. Sin embargo, mi récord de registros ininterrumpidos se lo debo a una rutina nocturna que he hecho la misma cantidad de días. Es como los S.A.L.V.A.viD.as, pero por la noche. Empecé a llamarla *RESTERS*.

RESTERS es un acrónimo en inglés para *lectura*, *ejercicio*, *ducha*, *recuento*, *empoderamiento*, *relax* y *dormir*. Igual que los S.A.L.V.A.viD.as, los RESTERS de Brian proporcionan pasos sencillos y factibles para relajarse por la noche y preparar la mente y el cuerpo para un sueño óptimo, y me inspiró a diseñar el ritual de las Noches Milagrosas. Mi versión incluye algunos pasos adicionales que me han resultado muy beneficiosos para preparar mi estado mental, físico y emocional para un sueño óptimo. También hay aspectos de la rutina de Brian, como bañarme, que yo hago cada noche de forma automática, así que no sentí la necesidad de incluirla por escrito en mi ritual nocturno.

Organicé los pasos exactos de las Noches Milagrosas en el acrónimo *D.E.S.C.A.N.S.A.* (ya sé, ya sé, dale con los acrónimos). Uno de los significados de *descansar* es 'reposar, dormir', y como el objetivo final de esta rutina es ayudarte a dormir mejor, me pareció que era un buen acrónimo. Ahora te detallaré cada uno de los pasos y luego compartiré contigo algunas ideas sobre cómo puedes utilizarlos tal cual o como base para diseñar tus propias Noches Milagrosas.

D.E.S.C.A.N.S.A.

Mis Noches Milagrosas empiezan unas horas antes de acostarme y me han permitido pasar de sufrir insomnio crónico y privación de sueño a dormir plácidamente y despertarme sintiéndome renovado y rejuvenecido. Mis Noches Milagrosas actuales se pueden resumir en los siguientes pasos:

- **D**eja de comer entre tres y cuatro horas antes de acostarte.
- **E**mplea remedios naturales para dormir si es necesario.
- **S**uelta pensamientos y sentimientos estresantes.
- **C**oncreta tus planes para el día siguiente.
- **A**firmaciones de buenas noches.
- **N**ada de luz azul.

- **S**iéntete bien leyendo.
- **A** dormir como un bebé.

Aunque puede que a primera vista te parezca que es mucho, estos pasos son bastante sencillos y seguramente acabarás haciéndolos de forma automática y sin esfuerzo con bastante rapidez. Y aunque es verdad que cada uno de estos pasos puede ser extremadamente beneficioso por sí solo, igual que sucede con los S.A.L.V.A.viD.as, cuando se combinan pueden transformar por completo cómo te sientes cada noche antes de acostarte y la calidad de tu sueño. Entremos en detalle y exploremos cada paso.

Deja de comer entre tres y cuatro horas antes de acostarte

Como se dijo en el Capítulo 8, la digestión es uno de los procesos en los que más energía consume nuestro organismo (solo tienes que pensar en lo extremadamente agotado que te sientes después de una comida copiosa). Y aunque esto nos puede hacer pensar que comer justo antes de acostarnos es una buena estrategia, ya que hace que nos sintamos cansados, el impacto de comer justo antes de dormir es perjudicial porque obliga al cuerpo a seguir trabajando durante la noche, y esto puede provocar que por la mañana te sientas como si te hubiera atropellado un camión. Así que decidir conscientemente a qué hora comes, cuánto comes y qué alimentos ingieres es fundamental para optimizar tu sueño y cómo te sientes por la mañana.

Aunque una comida puede tardar entre veinticuatro y setenta y dos horas en recorrer todo el tracto intestinal, lo que nos interesa aquí son las tres o cuatro horas que tardan los alimentos en pasar del estómago al intestino delgado. En esta fase del proceso digestivo es donde tiene lugar la mayor parte del trabajo pesado, y luego el cuerpo puede descansar, sanar y rejuvenecer mientras dormimos.

El tiempo que se tarda en digerir una comida depende de variables como la cantidad y los tipos de alimentos consumidos.

Por ejemplo, los alimentos ricos en fibra son mucho más fáciles y rápidos de digerir que los alimentos que tienen un bajo contenido en fibra. Debería bastar con dos o tres horas para digerir alimentos ricos en fibra, como la mayoría de las frutas, verduras, frutos secos, legumbres y cereales integrales. La digestión de alimentos pobres en fibra, como la carne, el pan, la pasta, las papas fritas y los alimentos con un alto contenido de azúcar, puede requerir cuatro horas (o más). Y, por supuesto, cuanto más copiosa sea la comida, más tiempo tardará tu cuerpo en digerirla.

Te recomiendo que intentes acabar tu última comida del día entre tres y cuatro horas antes de acostarte. Por ejemplo, si te acuestas a las 22:00, te recomiendo que cenes entre las 18:00 y las 18:30 para que tu cuerpo tenga tiempo suficiente para la digestión. Si tu horario o causas que no dependen de ti no te dejan más opción que comer justo antes de acostarte, te recomiendo que comas la menor cantidad posible (menos que el tamaño de tu puño) y que elijas alimentos saludables, preferentemente ricos en fibra.

Si en tu rutina actual cenas poco antes de acostarte o picas por la noche, entiende que esto requerirá un esfuerzo consciente y un compromiso de tu parte. Para que te resulte más fácil, te animo a que cambies la hora de acabar tu última comida de forma gradual para que tu cuerpo y tu mente se puedan adaptar. Dicho de otra forma, si actualmente terminas de comer una hora antes de acostarte, intenta adelantar la cena para acabar noventa minutos antes de acostarte. Hazlo durante una semana y luego adelántala a dos horas antes, y después a dos y media, tres, etc. Incluye este cambio como parte de tu viaje de transformación en 30 días, y en pocas semanas te resultará natural, automático y fácil.

Puedes elegir entre cenar cerca de la hora de acostarte, cargar tu cuerpo con la tarea de digerir los alimentos mientras debería descansar y sufrir las consecuencias por la mañana o empezar a tomar la decisión consciente de terminar de comer más temprano y darle al cuerpo la oportunidad de descansar, sanar y rejuvenecer mientras duermes para despertarte con energías renovadas.

Emplea remedios naturales para dormir si es necesario

Si te cuesta conciliar el sueño o mantenerlo, sería un error por mi parte no compartir los suplementos para dormir que utilicé para ayudarme a superar el angustioso periodo de seis meses en el que sufrí insomnio crónico y falta de sueño. Me puse a buscar remedios y soluciones naturales. Empecé a experimentar con una amplia variedad de suplementos para dormir, prestando atención a cada ingrediente y buscando aquellos que no contuvieran componentes sintéticos y que fueran de origen vegetal y orgánicos siempre que fuera posible. Al final llamé al doctor Michael Breus y le pedí su consejo de experto. Michael era un psicólogo clínico y experto en la medicina del sueño, conocido como *Sleep Doctor* [médico del sueño]. Me respondió planteándome muchas preguntas sobre mi dieta, medicamentos y suplementos y luego me hizo sus recomendaciones. Inmediatamente puse en práctica todo lo que había aprendido.

En cuestión de semanas, pasé de una insoportable media de dos a cuatro horas de sueño por noche a una media mucho más saludable de entre seis y siete horas y me despertaba sintiéndome fenomenal. Después de buscar y probar varios suplementos para dormir, este es el régimen que finalmente me funcionó:

- 450 mg de raíz de valeriana ecológica (marca que utilizo: Herbal Roots, disponible en amazon.com).
- 300 mg de glicinato de magnesio (marca que utilizo: Organifi. Nota: Organifi es uno de los espónsores de mi pódcast, con lo que puedes conseguir un 20 % de descuento en <organifi.com/tmm>).

Cuarenta y cinco minutos antes de acostarme...

- Cápsulas Nocturnas CBN (marca que utilizo: Cured Nutrition, que también son uno de los espónsores de mi pódcast, con lo que puedes conseguir un 20% de descuento en <www.curednutrition.com/tmm>).

Treinta minutos antes de acostarme...

- 3 mg de melatonina (marca que utilizo: Herbatonin, disponible en amazon.com).

Desde que empecé a aplicar este régimen de suplementos como parte de mis Noches Milagrosas hace más de dos años, he logrado un promedio de siete horas de sueño de calidad cada noche. También he regalado estos suplementos a amistades que tenían problemas con el sueño y los resultados son prometedores para casi todas las personas a las que se los regalé. Sin embargo, como cada cuerpo es único, incluso las hierbas medicinales y los suplementos naturales pueden ser poco seguros para personas con determinados problemas médicos o provocar efectos secundarios no deseados. Después de haberla estado tomándola durante meses, descubrí que era alérgico a la *ashwaganda* y que estaba contribuyendo a la ansiedad y la falta de sueño que estaba experimentando. Así que siempre deberías consultar con un profesional médico de confianza antes de tomar cualquier suplemento.

Además, para que quede claro, los suplementos para dormir no curaron mi insomnio por sí solos. Simplemente fueron un componente de mi estrategia. Si hubiera seguido dejando poco tiempo entre la última comida y la hora de irme a dormir, o me hubiera permitido tener pensamientos estresantes al acostarme, no creo que los suplementos hubieran tenido mucho efecto.

Puede que los suplementos naturales para dormir no sean necesarios para ti. Pero, si lo son, puede que te parezcan salvavidas.

Suelta los pensamientos y sentimientos estresantes

Cuando te acuestas, ¿te consumen a menudo pensamientos sobre cosas que no están bajo tu control inmediato? Es decir, ¿rumias sobre cosas ante las que no puedes (o no quieres) hacer nada en el momento presente?

Tal vez tus pensamientos se centren en algo que te pasó hace poco o que está en tu lista de tareas para el día siguiente. Quizá te preocupan todos tus proyectos pendientes, tu situación económica, problemas de salud, un conflicto que estás experimentando en una relación personal o profesional, un ser querido que está sufriendo, el estado del mundo, la economía o cualquier otra cosa sobre la que no tengas control cuando te acuestas por la noche. El problema es que cuando nos preocupamos por cosas que no están bajo nuestro control inmediato, nos sentimos descontrolados de forma natural y esto provoca que experimentemos estrés y ansiedad que perturban nuestro sueño.

Dicho de otra forma, cuando nos preocupamos por cosas que están fuera de nuestro control, nos sentimos inseguros, y sentirnos seguros es nuestra necesidad psicológica más primordial. Cuando no nos sentimos a salvo, nuestro sistema nervioso activa la respuesta de lucha o huida. Es casi imposible relajarse y conciliar el sueño en paz cuando sentimos que nuestra seguridad está amenazada de alguna forma. Por suerte, a menos que estemos en algún tipo de peligro inmediato, sentirnos a salvo es una decisión que podemos tomar de forma consciente. Simplemente reconociendo y afirmando que realmente estamos a salvo cuando nos acostamos, podemos entrar en un estado de seguridad psicológica.

Yo antes solía pasarme la mayoría de las noches pensando o preocupándome por todo lo que acabo de describir hasta que me di cuenta de algo que puede parecer obvio: *mi único objetivo por la noche es preparar mi mente y mi cuerpo para tener dulces sueños*. Y punto. Nada más. Por eso todos nuestros pensamientos (o la ausencia de ellos) y nuestras acciones deberían ajustarse a ese único objetivo.

Permite que me tome un momento para aclarar qué entiendo por *dulces* sueños. Defino el estado de placidez como un sentimiento de paz absoluta y de profunda gratitud. Esto significa que cuando mi cabeza entra en contacto con la almohada, ya no voy a dar vueltas a lo que ha pasado durante el día a menos que sea algo que fomente que me sienta en paz y agradecido. No hay nada malo en pensar en tu día mientras te duermes siempre y cuando te dibuje una sonrisa en la cara. Pero evita permitirte dar vueltas a acontecimientos estresantes, pensar en lo que ha salido mal ese día o preocuparte por el futuro que aún está por llegar, porque esos patrones de pensamiento pueden ser perjudiciales para tu capacidad de conciliar un sueño relajado y reparador.

Con esto presente, decidí que necesitaba empezar a apagar mi interruptor mental en cuanto llegara el momento de relajarme por la noche. Tenía que dejar de pensar en las cosas que me habían provocado estrés (más fácil decirlo que hacerlo) o bien sustituir esos pensamientos contraproducentes por pensamientos provechosos que fomentaran una sensación de calma, paz, agradecimiento, felicidad o cualquier otro estado que me ayudara a hacer la transición a unos dulces sueños. Para hacerlo, implementé este proceso de reconocer, aceptar y dejar ir los pensamientos y sentimientos estresantes en tres pasos fáciles.

El primer paso para soltar los sentimientos estresantes es reconocer lo que estás sintiendo y la causa percibida. Permitirte vivir en un estado emocional estresante y centrarte en cualquier cosa que está fuera de tu control inmediato (justo antes de acostarte) no es productivo y te roba el sentimiento de paz cuando te preparas para conciliar el sueño. Sin embargo, intentar ignorar, reprimir o evitar una emoción dolorosa es igual de improductivo porque no se aborda el sentimiento y normalmente lo perpetúa bajo la superficie.

Para desprenderte realmente de un sentimiento estresante tienes que trasladarlo de tu subconsciente a tu mente consciente para que puedas reconocerlo, procesarlo y soltarlo. Aquí te dejo una afirmación que puedes seguir para conseguir justamente eso. Empieza con una respiración lenta y profunda mientras identificas y reconoces lo que estás sintiendo y qué lo está provocando.

Siento________ [miedo, ansiedad, ira, estrés, tristeza, frustración o cualquier otra emoción que perturbe tu sueño] por ________ [inserta la causa percibida de tu agitación interior].

Aquí tienes algunos ejemplos:

- Siento miedo por mi situación económica.
- Siento ira por cómo me trató mi pareja hoy.
- Siento tristeza por mis problemas de salud.

En cuanto empieces a reconocer y poner nombre a lo que sientes, respira lenta y profundamente para calmar la mente y el sistema nervioso. Y sé paciente, ya que puedes tardar un minuto aproximadamente en hacer presentes tus verdaderos sentimientos. Reconoce cualquier emoción que estés experimentando desde la aceptación y sin juzgarla. No hay ninguna necesidad de etiquetar tus sentimientos o a ti mismo como bueno o malo. Simplemente observa lo que sientes y de dónde viene mientras te relajas con cada respiración.

El segundo paso es para *recordar tu objetivo principal a la hora de acostarte (preparar tu cuerpo y mente para tener dulces sueños) y darte permiso para aceptar completamente y estar en paz con lo que sientes*. Incluso si lo que sientes es desagradable, resistirte a ello lo único que hace es amplificar tu agitación interior, porque resistirte a la realidad perpetúa el dolor emocional y es una forma de hacer que te sientas mal por sentirte como te sientes. Cuando nos resistimos a lo que sentimos, no solo nos sentimos mal, sino que nos sentimos mal por sentirnos mal. En vez de eso, recuerda que tienes todo el derecho del mundo a sentirte como te sientes, pero que ahora mismo (antes de acostarte) no es el momento de entregarse a esos sentimientos y perpetuar un estrés innecesario. Prueba esta afirmación:

Aunque tengo todo el derecho del mundo a sentirme como me siento, ahora no es el momento de quedarme en un estado estresante. Mi único objetivo es preparar mi mente y mi cuerpo para tener dulces sueños, así que alinearé mis pensamientos y sentimientos con ese objetivo.

Date las gracias, siéntete en paz con lo que sea que estés sintiendo, y recuerda que ahora es el momento de alinear tus pensamientos y sentimientos con tu objetivo principal a la hora de acostarte: preparar tu cuerpo y mente para tener un sueño óptimo.

El tercer y último paso es *darte permiso para soltar los pensamientos estresantes y dormirte sintiéndote bien*. Solo tú puedes darte permiso para abandonar tus pensamientos estresantes y sentirte bien y agradecido en el momento de conciliar el sueño. Prueba esta afirmación:

Me doy permiso para soltar cualquier pensamiento o sentimiento estresante y, en su lugar, elijo estar en paz y centrarme en aquello por lo que estoy agradecido para sentirme feliz mientras me quedo dormido.

Si hace tiempo que no te concedes el permiso para dejar de lado tus pensamientos estresantes y dormirte sintiéndote bien, puede que al principio te resulte extraño. Si la idea de sentirte feliz al conciliar el sueño te parece imposible, entiende que puede deberse a que es algo que no has experimentado. Pero puedes hacerlo. Recuerda que lo que determina cómo te sientes no es lo que pasa fuera de ti, sino dentro de ti. Mantén esta idea hasta que se convierta en tu norma.

Concreta tus planes para el día siguiente

Antes de acostarte, asegúrate de que todo lo que tienes que hacer mañana esté fuera de tu cabeza. Tanto si esto significa utilizar un calendario digital o escribir físicamente las tareas pendientes en el diario o agenda que tienes en la mesita de noche, concreta tus planes hora a hora (incluido el tiempo libre). Una alternativa para no hacerlo antes de acostarte es hacerlo en cuanto acabas de trabajar, de modo que ni siquiera tengas que pensar en ello antes de acostarte. Sea como sea, anotar lo que tienes que hacer al día siguiente te ayuda a despejar la mente y a reducir el estrés. Gino Wickman lo comenta en *Entrepreneurial Leap* [Salto emprendedor]:

> Todas las noches, antes de acostarme, anoto todo lo que haré al día siguiente en una libreta. Utilizo una libreta porque creo en el poder de escribir a mano. Asigno un tiempo para cada tarea: las llamadas que necesito hacer, las reuniones a las que debo asistir y los proyectos que tengo que acabar. Los anoto todos en orden cronológico para que mi día ya quede trazado.
>
> Si lo haces, dormirás mejor. Te despertarás con ideas y serás más creativo. Te despertarás con respuestas a problemas y proyectos en los que tienes que trabajar al día siguiente. Y esto se debe a que tu subconsciente estará trabajando en ellos por la noche mientras duermes.

Personalmente, para mi agenda utilizo un calendario digital, una aplicación llamada Fantastical, parecida a Google Calendar. Yo prefiero un calendario digital porque la mayoría de mis actividades diarias es recurrente, como *Mañanas milagrosas/S.A.L.V.A.viD.as* (de 4 a 5 de la mañana), *Escribir* (de 5 a 6 de la mañana), *Trabajo con una prioridad máxima* (de 6 a 7 de la mañana), *Tiempo para la familia + Licuado* (de 7 a 8 de la mañana), *Deporte + Preparación para mi jornada laboral* (de 8 a 9 de la mañana), *Correos electrónicos* (de 9 a 10 de la mañana), etc. Ya tengo asignados los tiempos para cada tarea y rara vez tengo que pensar en mi horario cuando me acuesto. Al poner tu horario por escrito, ya sea en papel o digitalmente, tienes la seguridad de que todas tus tareas importantes para el día siguiente tienen su tiempo reservado. Cuando las responsabilidades del día siguiente están por escrito, ya no tienes que pensar en ellas y te puedes centrar en tu objetivo de dormir tranquilamente.

Afirmaciones de buenas noches

Soltar pensamientos y emociones estresantes puede ser mucho más fácil si tienes pensamientos y emociones que te aporten paz, calma y que te empoderen con los que reemplazarlos. Para fomentar los pensamientos tranquilos, yo utilizo las siguientes afirmaciones de buenas noches, que recito mentalmente mientras respiro profunda y lentamente, y me quedo dormido. Te invito a tomarte un momento para hacer una pausa después de leer cada una de ellas, respirar profundamente, tal vez cerrar los ojos y hacer todo lo posible para sentir realmente lo que estás afirmando.

Para aceptar lo que sea que te haya pasado durante el día, librarte de cualquier resistencia y estar totalmente en paz, prueba esta afirmación:

Ahora no es el momento de preocuparme por mis problemas ni de intentar resolverlos. Mi único objetivo es calmar la mente y el cuerpo para tener un sueño relajado y rejuvenecedor.

Para estar completamente presente ante la perfección del momento, prueba esta afirmación:

Este momento es perfecto. Estoy a salvo y estoy cómodo en mi cama. No hay nada que me preocupe.

Para expresar, experimentar y encarnar gratitud, prueba esta afirmación:

Estoy agradecido por _______.

O

Dios, gracias por__________.

Si actualmente tienes el hábito de tener pensamientos estresantes antes de acostarte, reconoce que necesitarás un compromiso consciente para sustituirlos por pensamientos de paz y agradecimiento. La forma de pensar para la que estamos programados es habitual y en gran parte inconsciente, por lo que es posible que tu subconsciente se resista a los nuevos pensamientos y quiera volver a los antiguos (esto es normal y esperable). Tener afirmaciones escritas puede ser una de las maneras más sencillas y efectivas de tomar el control de tus pensamientos y elegir aquellos que mejor te sirvan.

A continuación, encontrarás una versión más detallada de mis afirmaciones personales de buenas noches que creé mucho antes de pensar en escribir este libro. Las imprimí, las guardé en la mesita de noche y las leía todas las noches justo antes de acostarme. Hacerlo me recordaba mi intención principal de relajar la mente y el cuerpo para prepararme para tener dulces sueños. Evidentemente, estas afirmaciones también fueron extendidas y actualizadas para este libro.

Afirmaciones de buenas noches para las Noches Milagrosas

¡Me comprometo a leer las afirmaciones de buenas noches cada noche, antes de acostarme, para preparar mi mente y cuerpo para un tener dulces sueños y establecer una intención empoderante para despertarme sintiéndome lleno de energía y emocionado!

Primera: Completé todas las tareas necesarias para prepararme para mañana, incluido todo lo que pueda necesitar para mi Mañana Milagrosa (libro, diario, ropa de deporte, agua, etc.). También puse el despertador al otro lado de la recámara para que tenga que salir de la cama para apagarlo, ya que me resultará más fácil permanecer despierto cuando haya salido de la cama y mueva el cuerpo.

Segunda: me voy a la cama a las _______ de la noche y me despertaré a las ________ de la mañana, lo cual me dará unas _______ horas de sueño. Esto es suficiente porque sé que cómo me siento cuando me despierto está influenciado por la intención que establezca ahora. Así que, independientemente de lo que tarde en dormirme, me despertaré con energía, emocionado e inspirado para crear la vida más extraordinaria que pueda imaginar, ¡porque la gente a la que quiero y yo no nos merecemos menos!

Tercera: me comprometo a despertarme a tiempo mañana para mi Mañana Milagrosa porque, al hacerlo, me convierto en la persona que necesito ser para crear todo lo que quiero en mi vida. Anticipo la mañana con expectativas positivas y entusiasmo (¡!) porque soy plenamente consciente de los beneficios que recibiré si empiezo el día con mis S.A.L.V.A.viD.as, ¡así que saldré de la cama con energía y entusiasmo!

Cuarta: mi único objetivo en este momento es preparar la mente y el cuerpo para tener dulces sueños. Así que me doy permiso para soltar todos los pensamientos estresantes. Ahora no es el momento de preocuparme por mis problemas ni de intentar resolverlos. Este momento es perfecto. Estoy a salvo. Estoy cómodo en mi cama. No hay nada que me preocupe. Si pienso en algo, dirigiré mi atención hacia algo por lo que esté agradecido y sentiré una sensación relajante de gratitud para poder situarme en un estado mental y emocional tranquilo que fomente dulces sueños.

Con frecuencia veo que miembros de la Comunidad de las Mañanas Milagrosas publican comentarios sobre lo útiles que les han sido estas afirmaciones de buenas noches para despertarse eficazmente cada mañana. Un miembro de la Comunidad de las Mañanas Milagrosas dijo que las leyó cada noche antes de acostarse durante cuarenta y ocho días consecutivos y que no se saltó ni una práctica de las Mañanas Milagrosas. Luego, la primera noche que no las leyó, no oyó el despertador al día siguiente y se quedó dormido.

Si prefieres imprimir una copia de estas afirmaciones para tenerlas al lado de la cama, y que así te resulte más fácil acordarte de leerlas cada noche, las puedes descargar en <miraclemorning.com/resources>.

Nada de luz azul

Si te cuesta conciliar el sueño por la noche, puede que la culpa la tengan tus dispositivos electrónicos. Teléfonos, tabletas, *laptops* y televisores emiten luz azul. También conocida como luz visible de alta energía (HEV por sus siglas en inglés), la luz azul produce mayor cantidad de energía y aumenta la atención y el estado de alerta. También limita la producción de melatonina, la hormona que provoca el sueño. Así que, si tienes el hábito de mirar el teléfono o la televisión antes de acostarte, es posible que esto esté alterando la calidad de tu sueño.

¿Cómo podemos eliminar o por lo menos minimizar la exposición a la luz azul antes de acostarnos? Aquí tienes algunos consejos:

- **Evita mirar dispositivos electrónicos entre treinta y sesenta minutos antes de acostarte.** Aunque lo ideal sería evitar la luz azul entre dos y tres horas antes de ir a la cama, empieza con entre treinta y sesenta minutos. Para ayudarte a conseguirlo, puedes programar un recordatorio en tu teléfono que te avise de que debes dejar de mirar el teléfono (ya lo sé, qué ironía).
- **Haz que tu recámara esté lo más oscura posible.** Baja la intensidad de la luz treinta minutos antes de acostarte.

También puedes utilizar focos rojos, porque es mucho menos probable que las ondas de luz roja afecten al ritmo circadiano y supriman la producción de melatonina. Yo tengo uno en la lámpara de mi mesita de noche.

- **Conecta el teléfono al otro lado de la recámara.** Ya tratamos este consejo en la estrategia de cinco pasos para despertarte a la primera, pero creo que es importante retomarlo aquí. Además de emitir luz azul, el contenido de tu celular también es estimulante y puede ponerte más alerta en un momento en el que lo que quieres es relajarte. Si te cuesta resistir la tentación de mirar tu celular mientras intentas dormirte, conéctalo en la otra punta del cuarto, o incluso en el baño. De esta manera, no podrás tomarlo sin darte cuenta mientras estás intentando dormir. Y recuerda que tener el despertador fuera de tu alcance garantiza que salgas de la cama para apagarlo por la mañana, lo cual hace que te sea más fácil mantenerte despierto.

Siéntete bien leyendo

Como dije antes, leer es la manera más inmediata e infalible de adquirir conocimiento y marcar el tono del día o, en este caso, de la noche. También mencioné la importancia de tener pensamientos positivos antes de acostarte. Bueno, pues, ¿sabes qué? La lectura puede ayudarte con esto. Elige una novela que siempre te haga sonreír, un libro sobre ser feliz o cualquier cosa que te haga sentir bien y calme tu mente.

Personalmente, yo me meto en la cama, pongo el teléfono en modo avión, enciendo mi máquina de ruido blanco y saco un libro de una colección rotativa que tengo en el cajón de la mesita de noche. Leer de diez a veinte minutos antes de acostarme me ayuda a entrar en un estado mental positivo antes de cerrar los ojos. Para conseguirlo, hay dos criterios muy específicos sobre lo que leo:

- Tiene que ser un libro que me haga sentir bien, agradecido y/o tranquilo, de modo que contribuya a preparar mi mente para tener dulces sueños.
- Casi siempre es un libro que ya leí y en el que subrayé partes que quiero releer, así que no gasto energías intentando entender o aprender algo nuevo.

Aunque no es necesario elegir libros que ya leíste, este enfoque es mentalmente mucho menos exigente. Es muy diferente de los libros que leo durante mis Mañanas Milagrosas, cuando normalmente selecciono cosas nuevas que me enseñen cómo mejorar o alcanzar un resultado específico en un área concreta de mi vida, lo cual es mentalmente muy exigente.

Después de leer, estoy preparado para empezar a pensar en aquello por lo que estoy agradecido, para meditar o para recitar un mantra mientras me quedo dormido.

A dormir como un bebé

Este último paso es tan filosófico y espiritual como práctico. Piensa que, cuando llegaste al mundo, naciste en un estado de consciencia puro y sincero, sin preocupaciones, ni remordimientos, opiniones, juicios, expectativas, inseguridades, miedos o sistemas de creencias inculcados por otras personas que te decían cómo tenías que pensar, sentirte y comportarte. No tenías miedo al fracaso, no te estresaban los problemas ni te preocupaba lo que pudieran pensar los demás de ti. Tu mente aún no estaba programada con las normas, los estándares y las reglas inventadas por la sociedad. No juzgabas negativamente a los demás ni te juzgabas a ti mismo. Y, desde luego, no te quedabas en vela por las noches dándole vueltas al pasado o preocupándote por el futuro.

Sin hacer ningún esfuerzo, la alegría era tu estado por defecto, que solo se veía afectado por molestias físicas ocasionales, como los ataques de hambre o la falta de sueño. En cuanto te alimentaban o tomabas una siesta, volvías a sonreír, reír y observar. La alegría es nuestro estado natural e inherente.

Pero todo cambió con el paso de los años. Tus estados naturales de libertad interior y alegría inherente se erosionaron gradualmente por la programación externa. Cuando nos hacemos mayores, nuestros padres y la sociedad en general nos condicionan a pensar que la alegría y la felicidad se encuentran en cosas externas a nosotros. Unos dibujos animados. Un juguete. Comida. Elogios. Logros. Sin embargo, ninguna de estas cosas nos aporta realmente alegría y felicidad verdaderas y prolongadas. Estos estímulos externos producen picos emocionales de corta duración y estados de placer que se disipan rápidamente y debemos reemplazar con otros estímulos.

Llegó el momento de volver a tu estado inherente de libertad interior, y la hora de acostarte es la oportunidad perfecta para empezar, tomando el control de tu bienestar mental y emocional. No tienes por qué quedarte despierto dándole vueltas al pasado o preocupándote por el futuro. Por supuesto, puedes hacerlo si quieres, pero eso ya lo decides tú.

Recuerda, la iluminación (y la decisión resultante) que me llevó del insomnio crónico, la falta de sueño, la ansiedad grave y la depresión a dormir como un bebé, fue esta: *Mi único objetivo por la noche es preparar mi mente y cuerpo para tener dulces sueños.* Y punto. Nada más.

¿Y qué significa esto en la práctica? Pongo en práctica todos los pasos descritos en D.E.S.C.A.N.S.A., y en cuanto me tumbo para dormir, dedico unos minutos a pensar en aquello por lo que estoy agradecido y me permito centrarme en un sentimiento de gratitud. Personalmente, me parece útil dirigir la gratitud hacia Dios, y pienso algo del estilo: «Dios, muchas gracias por mi esposa, Ursula. Tengo mucha suerte de tenerla en mi vida». Luego respiro lenta y profundamente mientras pienso en Ursula y me regalo la oportunidad de sumergirme en un amplio estado de gratitud. Después paso a otros aspectos de mi vida por los que estoy agradecido, como mis hijos, mi salud, nuestro hogar, la comodidad de mi cama, etcétera.

Otras veces, si tuve un buen día en general, revivo lo que pasó durante el día, y, por ejemplo, le doy gracias a Dios y me siento agradecido por haber podido jugar a un juego de mesa con mi hijo, por la conversación tan significativa que mantuve con mi hija, los avances que hice en el trabajo y la comida que mi esposa preparó para toda la familia.

Normalmente, esta rutina hace que me duerma. Pero cuando no lo hace sigo centrándome en la respiración y en aquello por lo que estoy agradecido mientras recito afirmaciones relajantes hasta que finalmente me quedo dormido sintiéndome agradecido y en paz.

Si te centras en aquello por lo que estás agradecido, podrás entrar en un estado de paz y satisfacción antes de acostarte y hacerle el regalo a tu subconsciente de una noche llena de pensamientos felices. Al principio no fue precisamente fácil practicar estos métodos, y no deberías esperar que lo fuera. Si no estás acostumbrado a centrarte conscientemente en lo que estás agradecido y a sentirlo, puede que al principio te parezca extraño e irreal. Insisto, nuestros patrones de pensamiento son principalmente inconscientes y habituales, por lo que se necesita un esfuerzo consciente y tiempo para actualizar tu manera de pensar. Desde luego, ayuda recitar afirmaciones de buenas noches que te recuerden en qué debes centrarte. Con el tiempo, me resultó cada vez más fácil tener pensamientos positivos antes de acostarme y prepararme para un sueño reparador, hasta que se convirtió en algo inconsciente y automático. Antes de darme cuenta, pasé de estar acostado y despierto sintiéndome estresado cada noche a quedarme dormido sintiéndome genuinamente agradecido y en paz. Y no solo me quedaba dormido así, ¡sino que me despertaba sintiendo lo mismo!

Dormir es uno de los regalos más beneficiosos que le ofrecemos a nuestra mente y a nuestro cuerpo, y con las prácticas de D.E.S.C.A.N.S.A. estarás perfectamente preparado para aprovechar al máximo ese regalo.

PERSONALIZA TUS PROPIAS NOCHES MILAGROSAS

Igual que los S.A.L.V.A.viD.as, la rutina de tus Noches Milagrosas se puede ajustar, personalizar y adaptarla a tu horario y tus preferencias. Del mismo modo que este libro consiste en establecer tu ritual de las Mañanas Milagrosas, este capítulo consiste en diseñar tu ritual de las Noches Milagrosas. Puedes poner en práctica todos los pasos descritos en D.E.S.C.A.N.S.A., elegir los pasos que encajen más contigo, o empezar de cero y crear tu propio ritual. Lo importante no es qué versión eliges, sino que pongas en práctica algún tipo de ritual nocturno que te ayude a relajar la mente y el cuerpo para que puedas dormir bien y despertarte sintiéndote descansado y rejuvenecido.

Desde luego, vale la pena hablar de las ventajas de la sencillez. Por ejemplo, puedes elegir simplemente dejar de comer justo antes de acostarte y pensar en aquello por lo que estás agradecido mientras te duermes, y que esto sea todo lo que necesitas para relajarte y dormir bien. Para ayudarte a hacerlo, aquí tienes los resultados esenciales que debes tener presentes cuando decidas tu rutina de las Noches Milagrosas:

- Líbrate de los pensamientos y sentimientos estresantes para poder acostarte calmado y relajado.
- Configura tus entornos interno y externo para despertarte sintiéndote más renovado y con más energía.
- Concilia el sueño sintiéndote agradecido y en paz.

Otras estrategias que podrías plantearte serían utilizar un antifaz y tapones para los oídos para ayudarte a evitar la posibilidad de que la luz o el sonido perturben tu sueño. El uso de ruido blanco o marrón también puede ser útil para algunas personas. Personalmente, yo utilizo tanto los tapones como una aplicación de ruido blanco que suena desde la otra punta de la habitación mientras tengo el teléfono en modo avión. Esto ayuda a ahogar cualquier ruido inesperado que pueda interrumpir tu sueño.

ÚLTIMAS OBSERVACIONES ACERCA DE LAS NOCHES MILAGROSAS

Ahora ya dispones de los elementos necesarios para crear tu ritual ideal de Noches Milagrosas, que complementarán tus Mañanas Milagrosas. Recuerda que mantener una nueva rutina requiere un compromiso al principio, pero puede empezar a convertirse en algo automático y fácil rápidamente (normalmente, en unas pocas semanas). Así que ten fe en el proceso y recuerda que los beneficios que experimentarás son notables y que cada vez que lo hagas te resultará más fácil.

Recuerda que tu forma de acabar el día puede ser tan importante como la de empezarlo. Mientras que tus Mañanas Milagrosas te permiten comenzar cada día en un estado mental, emocional, físico y espiritual óptimo, tu rutina de las Noches Milagrosas te permite acabar cada día sintiéndote agradecido y en paz para que puedas conciliar dulces sueños y despertarte sintiéndote bien.

Puedo decirte por experiencia que, por mucho que te cueste ahora mismo dejar atrás los pensamientos estresantes y dormir bien, poner en práctica un ritual de Noches Milagrosas puede ser tan transformador para ti como lo fue para mí. Mereces quedarte dormido sintiéndote en paz y agradecido, y solo tú puedes hacerte ese regalo. Sigue la rutina D.E.S.C.A.N.S.A. esta noche y despiértate sintiéndote descansado, rejuvenecido y preparado para tu Mañana Milagrosa, para que puedas dar lo mejor de ti a aquellos a quienes quieres, a quienes diriges y a ti mismo cada día.

12

VIDAS MILAGROSAS

El camino hacia la libertad interior

Si quieres, puedes encontrar un millón de motivos para odiar la vida y estar enojado con el mundo. O, si quisieras, podrías encontrar un millón de razones para querer la vida y ser feliz. Elige sabiamente.

CARI WELSH

Lo que descubrirás es que lo único que realmente quieres de la vida es sentir entusiasmo, alegría y amor. Si puedes sentirlo siempre, ¿a quién le importa lo que pase afuera? Si siempre te puedes sentir positivo, si siempre te puedes sentir emocionado por la experiencia del momento, no importa qué experiencia sea.

MICHAEL SINGER

Imagina, por un momento, que apareciera por arte de magia frente a ti, ahora mismo, como si fuera un genio. Visualízalo: estoy flotando frente a ti, con las piernas cruzadas, levitando en el aire (sígueme la corriente, ya sé que la cosa se puso un poco rara), y te digo que puedo concederte un deseo, pero es un tipo de deseo muy específico.

No te puedo ofrecer una mansión de lujo ni un montón de dinero. No puedo hacer que seas más joven ni cambiar tu apariencia física. No puedo hacer que sea más agradable estar al lado de alguna persona en concreto de tu vida (lo siento, sé que esto seguramente te habría sido muy útil) y desde luego no puedo concederte mil deseos más.

El único deseo que puedo concederte es darte la capacidad ilimitada de elegir cómo experimentas cada momento de tu vida, independientemente de lo difíciles que sean tus circunstancias o quienes te rodeen. Dicho de otra forma, podrías elegir tu estado mental y emocional óptimo en cada momento (vivir sin que te consuman el miedo, el estrés y las preocupaciones; despertarte cada día y querer realmente tu vida; vivir en un estado de felicidad; ser más feliz que nunca; experimentar el cielo en la tierra, lo que tú quieras) cada día, durante el resto de tu vida. ¿Qué desearías? ¿Cómo elegirías vivir cada momento de tu vida?

El problema es que nos han condicionado para que creamos que nuestro bienestar mental y emocional está dictado por fuerzas externas. Creemos erróneamente que *cuando pasan cosas buenas, me siento bien, y cuando pasan cosas malas, me siento mal*. Así que permitimos que las circunstancias, los acontecimientos y otras personas determinen cómo nos sentimos y, en definitiva, determinen nuestra experiencia vital. Vidas Milagrosas nos ofrece un paradigma nuevo y mucho más empoderante: *no importa lo que pase, yo me siento como elija sentirme*.

La solución es aprender a tomar el control de tu estado mental y emocional para que puedas elegir proactivamente cómo experimentas cada momento de tu vida; un concepto que ya presenté antes en el libro al hablar de la meditación para la optimización emocional.

Vidas Milagrosas es un concepto que ha evolucionado a lo largo de más de una década practicando las Mañanas Milagrosas enfocado en elevar mi propia consciencia. Para entender la diferencia fundamental entre estos dos conceptos y cómo se complementan, plantéate que las Mañanas Milagrosas son una práctica de desarrollo personal, mientras que Vidas Milagrosas es un paradigma para la realización personal. Las Mañanas Milagrosas te permiten desarrollar la mentalidad, los hábitos y las habilidades que necesitas para crear las circunstancias que quieres en tu vida, y la Vida Milagrosa desbloquea tu capacidad de experimentar estados de consciencia óptimos para ser realmente feliz y disfrutar de la vida que tienes, independientemente de cuáles sean tus circunstancias.

La Vida Milagrosa es tu camino hacia la libertad interior, y la libertad interior es el estado fundamental de consciencia desde el que eres libre de elegir cómo interpretas y vives cada momento. Este estado de consciencia lo tenemos a nuestra disposición, de forma inherente todos nosotros, independientemente de nuestras circunstancias. Accedemos a este estado de consciencia cuando dejamos de creer erróneamente que las fuerzas externas son responsables de que nos sintamos como nos sentimos, cuando aprendemos cómo hacer las paces con las cosas que no podemos cambiar y dejamos de enojarnos con los aspectos de la vida que no podemos controlar.

Imagina que fueras capaz de elegir conscientemente tu estado mental y emocional ideal en cada momento, de estar absolutamente en paz y no alterarte sin importar lo que te pase en la vida. Imagina descubrir que tienes un superpoder que te permite decidir cómo te quieres sentir, estar realmente en paz y ser más feliz que nunca, incluso durante las circunstancias más difíciles a las que te hayas tenido que enfrentar. Esto es lo que la Vida Milagrosa te permite hacer.

Dicho de otra forma, la Vida Milagrosa no es un cambio en tus circunstancias; es una transformación completa de *cómo experimentas tus circunstancias*. Es un proceso de elevar y luego condicionar tu consciencia a un estado de libertad interior para que seas completamente libre de elegir lo que piensas y cómo te sientes en cada momento. Como afirma con tanta claridad la cita de Cari Welsh que abría este capítulo, «Si quieres, puedes encontrar un millón de motivos por los que odiar la vida y estar enojado con el mundo. O, si quisieras, podrías encontrar un millón de razones para querer tu vida y ser feliz. Elige sabiamente».

EL PRIMER OBSTÁCULO PARA LA LIBERTAD INTERIOR: EL CONFLICTO INTERNO

Imagina que dos personas distintas tienen circunstancias prácticamente idénticas o sufren tragedias parecidas, y una persona está destrozada (sufriendo y quejándose constantemente por lo mal que le va la vida) mientras que la otra está totalmente en paz, es realmente feliz, y expresa y experimenta gratitud de manera constante por la suerte que tiene de estar viva. ¿Cómo es posible? A pesar de tener las mismas circunstancias, dos paradigmas radicalmente diferentes crean dos formas radicalmente diferentes de experimentar la vida. ¿Cuál elegirías? ¿Eres consciente de que puedes elegir?

Si debemos elegir entre estos dos paradigmas, la mayoría de nosotros, por no decir todos, seguramente elegiría ser la persona que está totalmente en paz, que es realmente feliz, y que experimenta y expresa gratitud de forma constante por la suerte que tiene de estar viva. Todos queremos una vida más feliz, pacífica y plena. Desgraciadamente, la mayoría de nosotros no se permite ser feliz y experimentar sentimientos prolongados de paz y plenitud porque inconscientemente hemos aceptado que las fuerzas externas (otras personas, acontecimientos, circunstancias y nuestro pasado) tienen el poder de determinar cómo nos sentimos.

Como resultado, la mayoría de nosotros va por la vida soportando estados mentales y emocionales que no son óptimos, como el estrés, el miedo, la ansiedad, la ira, la culpa, la vergüenza, el resentimiento, el odio y otras formas de dolor emocional; y dejamos pasar estados de paz, amor, alegría, gratitud, confianza, felicidad e incluso dicha, que siempre están a nuestro alcance.

Seguimos sufriendo porque nadie nos ha enseñado a aprovechar nuestra capacidad inherente de elegir conscientemente cómo experimentar cada momento. Esto es especialmente cierto en momentos de adversidad, cuando la vida es difícil o dolorosa, o cuando nos enfrentamos a desafíos que pueden parecer insuperables y nos sentimos desesperados.

Para elevar nuestra consciencia a un estado de libertad interior, tenemos que identificar y superar cualquier obstáculo subyacente que nos impida conseguirlo. Y aunque podríamos pensar en una lista interminable de obstáculos *externos* para explicar por qué estamos estresados o somos infelices (nuestra situación económica, nuestros traumas pasados, las acciones de los demás o cualquier circunstancia difícil a la que culpemos por la manera en que nos sentimos), podemos reducirlos todos a un único obstáculo *interno* fundamental y subyacente que nos impide vivir en un estado de libertad interna.

¿Cuál es este obstáculo subyacente? El conflicto interno.

Experimentamos conflictos internos en forma de estados mentales y emocionales que no son óptimos, como el miedo, la vergüenza, la culpa, el arrepentimiento, la ira o la impotencia. Aunque la libertad interior es el estado con el que nacimos y siempre la tenemos disponible, el conflicto interior impide que experimentemos amor, alegría, paz, felicidad, claridad, confianza y otros estados mentales y emocionales positivos que deseamos. Cuando soportas cualquier grado de conflictos interiores, te bloqueas a ti mismo la posibilidad de experimentar tu estado inherente y liberador de libertad interior. No puedes experimentar ambas cosas a la vez, así que siempre estás eligiendo entre ambas.

Elegir experimentar la vida en un estado de libertad interior requiere que trascendamos el obstáculo del conflicto interior. Para trascender cualquier obstáculo, debemos identificar las causas para poder superarlas. Si no tenemos claro lo que está provocando que soportemos estados mentales y emocionales negativos, no seremos capaces de abordar la causa raíz y superarla.

LAS CAUSAS DEL CONFLICTO INTERIOR

Hay una causa general y otra subyacente del conflicto interior. La causa general es que permitimos que las fuerzas externas determinen nuestro bienestar mental y emocional. De forma natural (y errónea), pensamos que las cosas que nos provocan malestar son el motivo por el cual estamos mal. A primera vista, parece completamente lógico, pero no así.

Cuando nos enfrentamos a cualquier grado de adversidad, tanto si es una pequeña molestia como si es una gran tragedia, nos resistimos naturalmente a la realidad y desearíamos que las cosas fueran distintas. Lo que no sabemos es que nuestra resistencia a la realidad es lo que nos genera dolor emocional, y no lo que nos molesta. Y el grado en el que nos resistimos a la realidad y deseamos que las cosas sobre las que no tenemos control sean diferentes determina el grado de dolor emocional que nos causamos.

La causa subyacente de todo conflicto interior y dolor emocional es nuestra resistencia inconsciente a la realidad, al desear que las cosas que no podemos controlar fueran diferentes.

Y lo peor es que resistirnos a nuestra realidad no cambia las cosas; solo provoca que creemos y perpetuemos sentimientos innecesarios de estrés, miedo, ira, resentimiento y cualquier otra forma de dolor emocional que perpetúa el sufrimiento y nos roba la libertad de estar en paz y disfrutar de la vida.

EL CAMINO HACIA LA LIBERTAD INTERIOR

La Vida Milagrosa se basa en un concepto atemporal, pero que a la mayoría de las personas se les escapa: nacimos con la libertad inherente de elegir cómo experimentamos cada momento. Esta capacidad se aprovecha elevando y condicionando activamente nuestro estado de consciencia al de libertad interior.

La libertad interior no es un concepto nuevo y ha sido un objetivo principal no solo para sabios y filósofos, sino también para cualquier persona que aspirara a experimentar la vida en un estado verdaderamente liberado. En 1941, Paramahansa Yogananda, autor del clásico espiritual *Autobiografía de un yogui*, escribió que «la libertad interior es la capacidad de hacer todas las cosas guiado por la sabiduría». Deepak Chopra defiende que «la libertad más valiosa es la libertad interior». En el siglo XXI, millones de personas han conocido el concepto de libertad interior a través de los libros de Michael Singer *La liberación del alma* y *Vivir liberado*, en los que afirma: «Solo tú puedes quitarte o concederte la libertad interior. Nadie más puede hacerlo. No importa lo que hagan los demás a menos que decidas que es importante para ti».

Aunque las emociones son efímeras y pasajeras, los estados de consciencia son nuestra manera subyacente de experimentar la vida. La libertad interior es un estado fundamental de consciencia que se basa en estar totalmente en paz con todos los aspectos de la vida, de modo que nada externo tenga el poder de determinar tus estados mentales o emocionales. Cuando ese es el caso, puedes elegir cómo experimentar cada momento de tu vida.

La mayoría de las personas es muy poco consciente de que dispone de libertad interior. Su estado interior está a merced de las circunstancias externas. Si se despiertan tarde y tienen que ir a trabajar, si discuten con su pareja o reciben un correo de un cliente enojado, dejan que afecte a cómo se sienten, incluso hasta el punto de permitir que les arruine el día. Si pierden un vuelo, se enojan y siguen pensando en ello durante horas.

Mientras que la mayoría de nosotros nunca se ha dado cuenta de que tenemos un acceso ilimitado a nuestra libertad interior inherente y seguimos sufriendo distintos grados de conflictos interiores, dolor emocional e inestabilidad, hay muchísimos ejemplos de personas a lo largo de la historia que nos han demostrado que este estado liberador está al alcance de todo el mundo, por muy difíciles que sean nuestras circunstancias.

Pensemos en el famoso psiquiatra y escritor Viktor Frankl. En su libro *El hombre en busca de sentido*, Frankl describe cómo, en 1942, él y su familia fueron enviados al campo de concentración de Theresienstadt, donde su padre falleció. Luego, en 1944, él y los miembros de su familia que aún estaban vivos fueron trasladados a Auschwitz, donde mataron a su madre y a su hermano. Su mujer acabaría muriendo en otro campo de concentración. Él soportó todo esto bajo las duras condiciones del hambre, la falta de sueño y la tortura psicológica.

Podemos estar de acuerdo en que la experiencia de Frankl fue horrorosa, más allá de lo que la mayoría de nosotros ha vivido. Y, sin embargo, gracias a sus estudios como psicólogo, pudo encontrarle sentido a su vida, independientemente de sus circunstancias. ¿Cómo lo hizo? Dándose cuenta de que a pesar de que otras personas restringían su libertad externa, él podía centrarse en su libertad interior inherente para elegir cómo experimentar su vida en un entorno de muerte y destrucción.

En palabras de Frankl: «A un hombre se le puede quitar todo menos una cosa: la última de las libertades humanas, elegir su actitud ante cualquier circunstancia dada».

Dicho de otra forma, la libertad interior no se consigue cambiando tus circunstancias, sino elevando tu consciencia para que seas libre de elegir cómo experimentas tus circunstancias. No importa lo difícil que haya sido tu vida en el pasado, o cómo pueda ser ahora o en el futuro, siempre tienes la libertad de elegir cómo experimentas cada momento.

¿Podría ser que los humanos naciéramos con la libertad de ser realmente felices y disfrutar de esta vida que se nos ha dado? ¿Es posible que no haya nada que perseguir y que la vida en sí contenga un suministro ilimitado de alegría verdadera y prolongada, pero que nuestro problema colectivo sea que inconscientemente nos adherimos a los paradigmas de la sociedad que nos impiden experimentar todo lo que la vida nos ofrece?

LA FELICIDAD ES UNA ELECCIÓN

Cuando tenía 19 años, mi mentor Jesse Levine me enseñó una manera de responsabilizarme totalmente de mi felicidad y de no culpar nunca de mi estado emocional a nadie ni a nada. Aunque no comprendía del todo la influencia que tendría aquella lección en mi vida, acabó transformando mi capacidad de elegir cómo vivir cada momento que estaba por venir. Esto resultó especialmente valioso a la hora de prepararme para enfrentar las adversidades inimaginables que me deparaba el futuro.

Jesse me enseñó que «la felicidad es una elección: depende de nosotros elegir si somos felices o no». No sé cómo reaccionarás ante esta frase, pero cuando la escuché por primera vez, no me la creí. Mi paradigma era: «Cuando las cosas en la vida van bien, me siento feliz. Cuando las cosas no van bien, no me siento feliz». Bastante estándar.

Luego me explicó que en la vida hay básicamente dos páginas metafóricas en las que podemos decidir centrarnos en cualquier momento dado. Una página contiene una lista de todo lo que tenemos que nos hace sentir mal (nuestros problemas, miedos, remordimientos, dolor físico, traumas del pasado, personas que no nos caen bien, etc.; la lista es interminable), y en la otra página hay una lista de todo lo que tenemos que nos hace sentir bien, y que a menudo, en buena parte, damos por sentado (nuestra salud, nuestra vida, el momento presente, el techo que nos protege, las personas a las que queremos, los alimentos que tenemos para comer, nuestra conexión con Dios, la naturaleza, etc.; esta lista también es interminable).

Todos los seres humanos del planeta (desde quienes sufren un dolor o una tragedia inimaginables hasta quienes suponemos que tienen las cosas más fáciles o mejores que nosotros) tienen acceso a ambas páginas. La clave está en entender que la página a la que decidamos conscientemente prestar atención será seguramente la que más influya en cómo nos sentimos en un momento dado.

Por eso hay personas que se consideran «increíblemente exitosas» en la sociedad moderna (como millonarios, famosos, etc.) y que parecen tener todo lo que siempre habían querido, que claramente son desgraciadas, mientras que algunos aldeanos de países en vías de desarrollo que viven por debajo del umbral de la pobreza (pero que están profundamente agradecidos por todo lo que tienen) sonríen de oreja a oreja ante la difícil vida que tienen la bendición de vivir.

Puede que conozcas a alguien que se queje constantemente de su vida y luego justifique sus quejas diciendo algo del estilo: «No estoy siendo negativo; simplemente soy realista».

¿En serio? Preguntémonos si es más realista detenerse en los aspectos de nosotros y de nuestra vida que nos hacen sentir mal y quejarnos por ello que detenerse en lo que hay de bueno en nuestra vida y celebrarlo. Ambas perspectivas son igual de realistas, pero en qué página decidimos centrarnos (la mayor parte del tiempo) determina cómo nos sentimos (la mayor parte del tiempo).

Así que quizá Jesse tenía razón. Tal vez la felicidad sí que es una elección, y podemos elegir si somos felices en función de la página de la vida en la que decidimos centrarnos, la mayoría de las veces.

Cuando me desperté del coma a los 20 años, después de haber sobrevivido a duras penas a un choque frontal con un conductor borracho, tomé la decisión consciente de que intentaría ser la persona más feliz y más agradecida que hubiera sido jamás a la vez que soportaba el momento más difícil de mi vida. Gracias al paradigma empoderante que me había enseñado Jesse justo dieciocho meses antes, pude hacer justamente eso. Al aceptar mis circunstancias tal y como eran, estar en paz con todo lo que no podía cambiar y centrar mi energía y atención en la página de mi vida en la que aparecía todo lo que tenía que agradecer (a la vez que, proactivamente, hacía todo cuanto estaba en mis manos para crear los resultados que quería), pude disfrutar de cada momento en medio de mi aparentemente insuperable adversidad.

Sé por experiencia que la vida puede ser crónica e inesperadamente difícil. También creo que puede que algún día miremos hacia atrás y nos arrepintamos de todas las veces que culpamos a las fuerzas externas de cómo nos sentíamos y no nos permitimos ser felices. Ya tienes todo lo que necesitas para ser lo más feliz que puedas ser. Se llama *vida*. Puedes disfrutarla o no disfrutarla. Pero tenemos que entender que culpar de nuestros conflictos interiores a las fuerzas externas nos impide ser felices y disfrutar de nuestra vida.

Exploremos cómo puedes utilizar tres simples pasos para aceptar los aspectos de la vida que no puedes controlar, permitirte estar en paz con lo que no puedes cambiar, sentirte más agradecido que nunca y darte permiso para ser feliz y disfrutar esta vida que tienes la suerte de vivir.

EL ABC DE LA VIDA MILAGROSA

Igual que los S.A.L.V.A.viD.as para las Mañanas Milagrosas, la Vida Milagrosa se puede recordar y aplicar utilizando una fórmula sencilla y fácil de recordar: el ABC. Está hecho adrede. Se ha demostrado que las mnemotecnias (como los S.A.L.V.A.viD.as) son técnicas muy eficaces para mejorar nuestra retentiva y nuestra capacidad para recuperar y poner en práctica la información. Cuanto más fácil de recordar sea algo, más probable es que lo retengamos, lo cual, naturalmente, aumenta la probabilidad de que sigamos poniéndolo en práctica.

Aunque la fórmula que describo a continuación es sencilla, como todo lo que vale la pena, requiere una práctica constante para elevar y condicionar tu consciencia de modo que se convierta en algo automático y prácticamente espontáneo. Te recomiendo que integres estos pasos en tu práctica diaria de las Mañanas Milagrosas para que el paradigma de la Vida Milagrosa arraigue profundamente en tu subconsciente. Abordaremos cómo hacerlo en las próximas páginas.

La buena noticia es que la mayoría de las personas experimenta una transformación inmediata en su consciencia de cómo viven cada momento. En cuestión de pocas semanas, o incluso días, puede tener un impacto espectacular en tu felicidad y en tu capacidad de permanecer en paz en situaciones que antes habrían sido una fuente de dolor e inestabilidad emocional. Practicarlo a diario en las cosas más pequeñas (por ejemplo, en el tráfico o en un conflicto con otra persona) refuerza tus habilidades para las cosas importantes (por ejemplo, enfrentarte a dificultades económicas, problemas de salud, la pérdida de un ser querido o la ruptura de una relación).

a. **Acepta la vida tal y como es.** En la vida ocurren cosas que no nos gustan. Nos encontramos atorados en el tráfico cuando llegamos tarde a algún sitio. Nuestro hijo tiene problemas en la escuela. Nuestra pareja hace cosas que nos vuelven locos. Nuestro cliente cancela un pedido. Nos despiden del trabajo. Nos diagnostican una enfermedad grave. Alguien a quien queremos fallece inesperadamente. Es lo más normal del mundo enojarse y rechazar esas realidades, deseando con todas nuestras fuerzas que fueran otras. Pero rechazar la realidad no cambia nada. Solo provoca que suframos y nos impide reaccionar de forma constructiva ante el problema. En cuanto entendemos que la causa de nuestro dolor emocional es nuestra resistencia a la realidad, podemos ver que la solución es aprender a aceptar la vida tal y como es y permitirnos hacer las paces con la realidad.
b. **Bendice cada momento, agradécelo.** La gratitud es un prisma universal a través del cual podemos interpretar y experimentar casi cualquier momento de nuestra vida, incluyendo los más difíciles, desagradables y dolorosos. Aunque sentirse agradecido por los aspectos favorables de nuestra vida es fácil, natural y extremadamente beneficioso, puede ser aún más beneficioso aprender a estar realmente agradecidos cuando nos enfrentamos a una adversidad. Aunque pueda parecer contra-

dictorio agradecer nuestra adversidad, plantéate que cada adversidad nos brinda una oportunidad para aprender, crecer y convertirnos en mejores versiones de quienes éramos cuando nos encontramos con esa dificultad por primera vez. A menudo, los momentos más difíciles o dolorosos de nuestra vida son los que nos regalan las mayores oportunidades para evolucionar.

c. **Crea tu estado óptimo de consciencia.** Recuerda que mientras que las emociones suelen ser pasajeras y efímeras, los estados de consciencia son maneras subyacentes y continuas de experimentar cada momento de tu vida. Cuando un coche te corta el paso en la carretera, puede que no tengas control sobre ese destello de ira que sientes, pero puedes controlar cómo te sentirás después eligiendo en qué te centrarás y en qué estado de consciencia te detendrás. Puedes decidir que el estado que quieres personificar a continuación es la empatía. Quizá esa persona corría hacia el hospital para ver a su hijo herido. Tal vez la acababan de despedir del trabajo. O quizá simplemente no te vio y cometió un error. Sea cual sea el motivo, no puedes cambiar lo que pasó. Solo puedes elegir cómo vivirás cada momento.

Profundicemos en la comprensión de los matices y beneficios de cada paso.

Paso A: acepta la vida tal y como es

Tanto si nos enfrentamos a un reto inesperado como a una adversidad crónica y nos encontramos disgustados y deseando que la realidad fuera diferente, fundamentalmente tenemos dos opciones:

- Podemos seguir resistiéndonos a la realidad de forma inconsciente, deseando que las cosas que no podemos controlar sean diferentes y provocando que experimentemos un conflicto interior constante, dolor emocional e inestabilidad.

- Podemos elegir conscientemente aceptar la vida tal y como es, hacer las paces con lo que no podemos cambiar, centrarnos en cambiar lo que sí podemos e identificar nuestro estado mental y emocional óptimo para que podamos elegir cómo experimentamos cada momento de nuestra vida.

Cuando empecé mi carrera en la venta directa a los 19 años, otra lección que aprendí de mi mentor fue que la profesión de vendedor es un microcosmos de la vida, solo que con una adversidad amplificada. En otras palabras, me explicó que, como vendedor, viviría desafíos casi a diario (fracaso, rechazo, decepción, etc.), desafíos que la mayoría de las personas solo experimentan ocasionalmente.

Para gestionar eficazmente mis estados mentales y emocionales en medio de tantos desafíos, me enseñó otra estrategia poderosa que aún utilizo hoy: la regla de los cinco minutos. Según esta regla, cuando ocurre algo que no nos gusta (tanto si es un pequeño inconveniente como una gran tragedia), no pasa nada porque nos enojamos durante un breve periodo de tiempo, pero no sirve de nada seguir pensando en ello mucho tiempo después de que sucediera, desear que no hubiera ocurrido y sentirnos mal por ello durante un tiempo prolongado.

Me enseñó a poner un temporizador durante cinco minutos, y durante aquel tiempo podía quejarme, lamentarme, llorar, gritar, sentirme mal o permitirme cualquier respuesta emocional que surgiera. Luego, cuando sonaba el temporizador, me enseñó a aceptar conscientemente lo que había pasado (o lo que no había pasado), fuera lo que fuera, y a darle la vuelta a la página. También me enseñó a decir tres palabras con un gran impacto cuando sonaba el temporizador: «No puedo cambiarlo», como recordatorio de que no tenía sentido seguir resistiéndome a la realidad y deseando que el pasado fuera distinto. Me explicó que la única opción lógica era aceptar la vida tal y como era e inmediatamente centrar toda mi energía y atención en aquello que sí podía controlar.

Cuando aprendí la regla de los cinco minutos por primera vez, me burlé de ella y pensé: «Sí, claro, no voy a superar algo en cinco minutos solo por haberme puesto un temporizador». Pero también me comprometí a darle una oportunidad en serio. Al fin y al cabo, no tenía nada que perder.

Unos días más tarde me plantaron por primera vez. Había programado una presentación de Cutco con una mujer y conduje cuarenta y cinco minutos hasta su casa, pero cuando llegué no había nadie en casa. Había una nota en la puerta que decía, «Lo siento, ¡no queremos cuchillos!». No lo podía creer. En vez tener la cortesía de llamarme al menos para cancelar la cita, me había hecho perder el tiempo yendo hasta su casa para encontrarme una nota.

Volví al coche, tomé el celular y me puse un temporizador de cinco minutos. A medida que me iba alejando de su casa, empecé a enojarme por lo desconsiderado que me parecía por su parte haberme dejado conducir hasta tan lejos para luego plantarme. Pensé en los ingresos que había perdido por haber desperdiciado el tiempo cuando podría haber acudido a otra cita. Me preocupé por si no alcanzaba mis objetivos. Me planteé a quién podría quejarme del tema y ensayé lo que diría para hacer que la historia sonara lo más dramática posible. ¿Te suena la historia?

De repente, me sobresalté cuando empezó a sonar la alarma del celular. La apagué y luego dije en voz alta, para nadie, «¡Sigo furioso!». Por lo menos sentí que eso justificaba mi valoración de que cinco minutos no era suficiente tiempo para dejar de estar enojado.

Durante las semanas siguientes, seguí aplicando la regla de los cinco minutos. Sorprendentemente, empezó a tener un impacto enorme. Cuando sonaba el temporizador tras cinco minutos, respiraba profundamente y decía: «No puedo cambiarlo», una frase sencilla pero poderosa que me recordaba que, como no podía cambiar lo que había pasado en el pasado (ya fuera hacía cinco minutos, cinco días como cinco décadas), la única decisión productiva que podía tomar era aceptar la vida tal como era y emprender las acciones necesarias para avanzar. Cada vez que notaba que me estaba enojando, tomaba el teléfono y ponía el temporizador. Se convirtió en algo automático y los resultados fueron prometedores. Noté que, aunque a veces seguía sintiéndome enojado durante más de cinco minutos, cada vez tardaba menos tiempo en aceptar lo que fuera que hubiera pasado y hacer las paces con la situación.

Entonces ocurrió algo extraordinario. Dos semanas después de haber empezado a utilizar la regla de los cinco minutos, me enfrenté al mayor contratiempo de mi incipiente carrera como vendedor. Pasó un domingo por la noche. Me había despertado esa mañana decidido a alcanzar mi objetivo de la semana. Tenía que entregar los pedidos la mañana siguiente y me faltaban 2 000 dólares para llegar al objetivo. Vender 1 000 dólares en un día ya era mucho, así que vender los 2 000 que necesitaba, en domingo, era improbable. Sin embargo, pude programar dos citas para la tarde, y aunque la primera persona no compró nada, la segunda hizo un pedido de más de 2 300 dólares ¡con lo que superé mi objetivo semanal! Llamé a Jesse y le conté emocionado la noticia. Me dijo que no solo había alcanzado mi objetivo, sino que ese pedido había hecho que pasara a ser el vendedor que lideraba el *ranking* esa semana. ¡Estaba eufórico!

Pasé la siguiente hora imaginando qué sucedería cuando Jesse me reconociera como el vendedor con más ventas esa semana en la reunión de equipo del miércoles por la noche. Pensé en cómo me gastaría el dinero que ganaría de mi comisión. Luego, hacia las nueve de la noche, sonó el teléfono. Era la mujer que había hecho aquel gran pedido. Me explicó que su esposo se enojó cuando descubrió la cantidad de dinero que había gastado en cuchillos y que tenía que cancelar el pedido. Se me cayó el mundo encima. Le supliqué, recordándole los quince días de prueba y lo mucho que le habían gustado los cuchillos, pero ya lo tenía decidido. *No... ¿Cómo pudo pasar esto?* Unas horas antes estaba celebrando mi mayor pedido, haber alcanzado mi objetivo y ser el mejor vendedor de la semana, y ahora todo se había esfumado, al igual que la comisión que en mi mente ya me había gastado. Sintiéndome extremadamente decepcionado, acabé la llamada e instintivamente me puse el temporizador en cinco minutos.

Cuando los segundos empezaron a correr, comencé a resistirme naturalmente a la realidad. «No puedo creer que cancelara el pedido. Maldito esposo. ¡Si hubiera estado allí viendo la presentación, seguramente Cutco le habría gustado tanto como a ella! Qué mierda. Ojalá no hubiera pasado..., pero pasó. Y no puedo cambiarlo. Y ahora ¿qué voy a hacer? Supongo que mi única opción lógica es dejar de resistirme a la realidad, aceptar la cancelación y que no alcancé mi objetivo de la semana, y centrarme solo en lo que sí puedo controlar: despertarme mañana y hacer llamadas para programar más citas».

Respiré profundamente y, al exhalar, dije en voz alta: «No puedo cambiarlo». Sentí que mi tensión disminuía, lo que me impulsó a tomar el teléfono y mirar el temporizador de cinco minutos. Me quedaban cuatro minutos y treinta y dos segundos. Pensé: «¿De qué me sirve seguir enojado durante cuatro minutos y medio más cuando puedo elegir aceptar mi realidad y hacer las paces con lo que no puedo cambiar, ahora, para poder seguir adelante?». Apagué el temporizador. Solté un suspiro de alivio y noté un subidón de energía al darme cuenta de que ahora controlaba mi estado interior. Pensar que ahora tenía la capacidad de aceptar cualquier cosa que me pasara en la vida, dejar de resistirme a ella y encontrar la paz inmediatamente me parecía un superpoder.

Pasara lo que pasara, podía resistirme a la realidad y disgustarme, o aceptar la realidad y hacer las paces con lo que hubiera sucedido. La elección estaba clara. A las pocas semanas de estar poniendo en práctica la regla de los cinco minutos, pasé de pensar que cinco minutos no eran suficientes a darme cuenta de que no necesitaba estar molesto durante tanto tiempo.

En retrospectiva, ahora veo que mi consciencia se elevó en el momento en el que me di cuenta de que la causa fundamental del dolor emocional es resistirse a la realidad y que todos tenemos el poder de soltar la resistencia y sustituirla por la aceptación. Hacerlo nos permite dejar de crear conflictos emocionales al resistirnos a la realidad y desear poder cambiar las cosas que no podemos controlar. Tanto si se trata de algo que ocurrió hace cinco minutos como hace cinco décadas, no podemos volver atrás y cambiar el pasado. Solo podemos elegir entre permitir que nos afecte o aceptarlo y seguir adelante.

El objetivo de la regla de los cinco minutos es proporcionarte espacio para sentir tus emociones y luego llegar a la aceptación. El objetivo final es llegar al punto en el que dejes de resistirte a la realidad y aceptes la vida tal como es. Puedes hacerlo utilizando el mantra de «No puedo cambiarlo» como recordatorio de que, si no puedes cambiar algo, tu opción más eficaz es aceptarlo y permitirte estar en paz con lo que no puedes cambiar. La combinación de estas dos herramientas es una manera muy potente de permitirte el espacio para experimentar todas tus emociones sin obsesionarte con las cosas que no puedes cambiar durante un periodo de tiempo prolongado. Para que quede claro, esto solo se aplica a las cosas que realmente no podemos cambiar (como el pasado, otras personas o problemas globales que están fuera de nuestro control inmediato). Como afirma la plegaria de la serenidad: «Dios, concédeme la serenidad para aceptar las cosas que no puedo cambiar, el valor para cambiar las cosas que puedo cambiar y la sabiduría para conocer la diferencia».

Aceptar la vida como es no significa resignarte y renunciar a mejorarla. Al contrario. Cuando estamos disgustados por algo, nuestro pensamiento no es claro, por lo que no estamos en un estado óptimo para tomar decisiones efectivas. Sin embargo, cuando estamos en paz, nuestro pensamiento es claro y podemos elegir nuestro estado óptimo de consciencia y tomar decisiones sensatas que deriven en comportamientos proactivos. Cuando aceptas constantemente la vida como es, eres libre de centrar tu energía en cambiar las cosas que están bajo tu control. Cuanto más rápido llegues al punto en el que digas: «No puedo cambiarlo», y lo digas de corazón, más rápido alcanzarás la libertad interior.

La aceptación es la llave que nos abre la puerta de la libertad interior, y estas tres palabras, «No puedo cambiarlo», son como una llave que nos abre las esposas emocionales que nos ponemos constantemente al crearnos dolor emocional y perpetuarlo como resultado de resistirnos a la realidad. Y tanto si tardas cinco minutos como cinco meses en llegar a decirlas conscientemente, cuando lo hagas será el momento en el que dejes de resistirte a la realidad y te otorgues el regalo de estar en paz con la vida tal y como es.

Llevo más de veinte años enseñando la regla de los cinco minutos y el mantra de «No puedo cambiarlo», y he recibido fotos de docenas de personas a las que les ha parecido tan impactante que acabaron tatuándoselo para recordarse que nunca tienen que volver a experimentar un dolor emocional dañino e innecesario, porque ahora entienden que siempre tienen el poder de aceptar la vida tal y como es y permitirse la libertad interior de estar en paz.

Paso B: bendice cada momento, agradécelo

Si te pido que me cuentes el mejor momento de tu vida, ¿qué me dirías? Me imagino que te tomarías unos minutos para buscar en tu memoria e intentar rescatar una ocasión o logro extraordinario, como el nacimiento de tu primer hijo, el día de tu boda, el día que alcanzaste un objetivo significativo, o el momento en el que viviste tu primer ________________ (inserta cualquier experiencia que solo se viva una vez en la vida). Seguramente es un acontecimiento significativo que, combinado con las emociones positivas que sentiste durante o después, te lleva a identificarlo como tu *mejor* momento, uno en el que casi con total seguridad te sentiste profundamente agradecido por lo que viviste. Puede que incluso sientas tristeza al mirar hacia atrás y pensar que el mejor momento de tu vida ya pasó y que es probable que nunca vuelvas a vivirlo.

Pero, espera, ¿y si el mejor momento de tu vida no dependiera de condiciones externas ni de un acontecimiento único? ¿Y si en realidad fuera algo que tienes la capacidad de elegir conscientemente en vez de ser algo que te sucede? ¿Podría ser que los mejores momentos de nuestra vida estuvieran determinados por la profundidad de la presencia y la gratitud que nos permitimos experimentar en y para ese momento y, por lo tanto, pudiéramos elegir experimentar cualquier momento como el mejor de nuestra vida?

Ayer estaba jugando al beisbol con mi hijo de 10 años en el jardín. Mientras jugábamos, noté una abrumadora sensación de gratitud y pensé: «Este es el mejor momento de mi vida». Y lo fue. Esta mañana, practicando mi Mañana Milagrosa, anoté por qué estaba agradecido y luego me pasé diez minutos meditando en un estado de gratitud genuina y sentida. Y me dije: «Este es el mejor momento de mi vida». Y lo fue.

El mejor momento de tu vida no es una competición entre otros momentos. El mejor momento de tu vida existe aislado y puede repetirse y vivirse tantas veces como tú quieras. Es cuestión de estar totalmente presente y profundamente agradecido por cada momento, independientemente de lo que estés experimentando.

Si la aceptación es la clave que abre la puerta de la libertad interior, la gratitud es la puerta hacia la felicidad sostenida. Simplemente tienes que atravesarla cada día. Atravesarla significa dedicar tiempo a centrarte en aquello por lo que estás agradecido e incorporarlo a tu sistema nervioso, idealmente a primera hora de la mañana, a última hora del día, antes de acostarte y tantas veces como sea posible entremedias. Cuando nos centramos en aquello por lo que estamos agradecidos, nos sentimos bien. Fomentamos sentimientos de alegría y felicidad. Incluso se podría decir que la cantidad de gratitud en la que te permites centrarte y que experimentas de forma consciente determina cómo te sientes con tu vida. En la práctica, esto se puede hacer durante el tiempo de anotar, escribiendo aquello por lo que estás agradecido, y durante tu periodo de silencio con propósito, utilizando la meditación para la optimización emocional para sentir e inculcar profundamente la gratitud, de modo que se convierta en uno de tus estados de consciencia por defecto.

Plantéate la proporción de tiempo que dedicas a quejarte y a sentirte agradecido. En serio, deja de leer un momento y piensa en esa proporción. ¿Cuánto tiempo de tu día pasas sintiendo una gratitud profunda y sentida por cada momento, cada respiración que te da vida, por tus seres queridos, tu seguridad, el techo que te cubre, la cama tan cómoda en la que puedes dormir, y los alimentos que te dan energía y te permiten mantenerte vivo? ¿Y cuánto tiempo de tu día pasas disgustado o quejándote por cosas que no te gustan, de personas que no te gustan o de lo que te preocupa que pueda suceder en el futuro? Piensa que la gratitud y las quejas no pueden coexistir simultáneamente; debes elegir la que más te convenga en cada momento.

Utilizando la regla de los cinco minutos y el mantra «No puedo cambiarlo» para aceptar la vida tal como es, eres capaz de fomentar un estado de libertad interior que te ofrece el espacio para elegir el siguiente estado de consciencia que más te convenga. La gratitud es tanto una emoción como un estado de consciencia. Es la emoción que sentimos cuando valoramos algo. Es el estado de consciencia que encarnamos cuando lo valoramos todo.

¿Es posible estar sinceramente agradecido por todo?

¿Cada momento... incluso los momentos dolorosos?

¿Cada experiencia... incluso las difíciles?

¿Cada adversidad... incluso las injustas?

En una entrevista reciente, Michael J. Fox explicaba lo complicado y casi insoportable que ha llegado a ser vivir con su enfermedad de Parkinson, que cada vez va a peor. «Reconozco lo difícil que es para la gente, y reconozco lo difícil que es para mí. Pero tengo un conjunto de habilidades que me permiten lidiar con estas cosas y me doy cuenta de que, con gratitud, se puede mantener el optimismo. Si puedes encontrar algo por lo que estar agradecido, puedes encontrar algo que anhelas, y sigues adelante».

A menudo, los tiempos más difíciles o dolorosos de nuestra vida son los que nos brindan las mayores oportunidades para aprender, crecer y evolucionar. También se suele decir que en retrospectiva todo se ve clarísimo, y la mayoría de nosotros ha tenido la experiencia de mirar atrás a épocas difíciles de nuestra vida y sentirnos agradecidos por las lecciones aprendidas o el crecimiento que hemos experimentado. Así que, con esa consciencia, ¿por qué permitirnos sufrir en el presente y retrasar la visión de los beneficios que obtendremos de los retos a los que nos enfrentamos? ¿Por qué no podemos estar agradecidos por cada momento que estamos viviendo?

Mientras que la gratitud (con *g* minúscula) puede ser un *sentimiento* pasajero que tenemos, normalmente a raíz de algún acontecimiento o aspecto positivo de nuestra vida, puede llegar a ser transformadora cuando la Gratitud (con G mayúscula) se convierte en nuestro estado de consciencia, el prisma a través del cual elegimos experimentar cada momento de nuestra vida. Me di cuenta de lo crucial que es esta distinción cuando me enfrenté a otra crisis vital inimaginable.

A los 37, me desperté en mitad de la noche porque me costaba respirar. El pulmón izquierdo se me había llenado de líquido y el corazón y los riñones me estaban fallando. Después de muchas visitas a diferentes hospitales, largas noches en urgencias, varios drenajes pulmonares y mucha confusión por parte de los médicos, finalmente me dirigí al MD Anderson Cancer Center, donde me diagnosticaron una forma de cáncer excepcionalmente rara y muy agresiva: leucemia linfoblástica aguda. Con una tasa de supervivencia del 20-30%, había pocas probabilidades de que viviera más de unas pocas semanas. Tenía una esposa, una hija de 7 años y un hijo de 4 en casa, y que me dijeran que tenía una probabilidad de entre un 70 y un 80% de morirme fue aterrador y desgarrador.

Busqué y recuperé las lecciones de vida que había aprendido y utilizado para superar adversidades en el pasado. Le dije a Ursula que había decidido que había una probabilidad del cien por cien de que yo me encontrara entre el 20-30 % de quienes vencen este cáncer, y que mantendría una fe inquebrantable en ese resultado en cada paso del camino. Me comprometí a aceptar por completo la vida como era y a hacer las paces con ella para poder crear el espacio necesario para estar realmente agradecido y mantener una mentalidad positiva y proactiva.

A la vez, me negué a quejarme o a compadecerme de mí mismo y tomé la decisión consciente de estar más agradecido que nunca. Me di cuenta de que podía elegir estar realmente agradecido por cada momento, incluyendo los momentos difíciles y dolorosos. Hay imágenes de esto, en una escena en el documental *Mañanas Milagrosas* en la que se me ve llorando desconsoladamente. Llevaba once días consecutivos sufriendo un dolor insoportable después de que una enfermera me inyectara accidentalmente quimio en un nervio de la columna, lo cual me provocó migrañas incesantes. A pesar de estar sufriendo un dolor insoportable, digo a la cámara: «Lo duro que está siendo no cambia mi perspectiva general, que es que estoy agradecido por todo esto, porque cuanto más difícil es la vida, mayor es la oportunidad que tenemos para aprender, crecer y ser mejores de lo que hemos sido nunca, y luego salir y marcar la diferencia para los demás con lo que hemos aprendido y en quien nos hemos convertido». Cuando elegimos estar agradecidos de forma consciente en medio de la adversidad, la adversidad pierde su poder sobre nosotros.

Después de soportar una de las épocas más difíciles de mi vida, tras más de seiscientas cincuenta horas de quimioterapia extremadamente tóxica, pero que me salvó la vida, combinada con innumerables protocolos holísticos, agradezco poder decir que ahora estoy en remisión y voy por el camino de vivir el resto de mi vida sano y sin cáncer. Al final, a pesar de las increíbles dificultades, la experiencia demostró ser una de mis mayores oportunidades de crecimiento: como padre, como marido y como ser humano. Y entre las muchas lecciones valiosísimas que me enseñó, hay una que destaca:

La Gratitud nos libera del sufrimiento.

Así que, aunque centrarnos en aquello por lo que estamos agradecidos en cada momento fomenta un estado mental y emocional positivo, cuando atravesamos momentos duros y la vida es difícil, estar en un estado de Gratitud es aún más relevante para nuestro bienestar mental y emocional. La Gratitud es un prisma universal a través del cual podemos interpretar y experimentar cada momento de nuestra vida, incluso los más difíciles, desagradables y dolorosos.

Paso C: crea tu estado óptimo de consciencia

Mientras que los estados emocionales son efímeros, los estados de consciencia están profundamente arraigados, son continuos y están presentes independientemente de que nuestras emociones cambien. Por ejemplo, la Paz (a menudo llamada *paz interior*) es un estado de consciencia. Si elevaste y preparaste tu consciencia para vivir en un estado de Paz y un acontecimiento perturbador te genera malestar, tu estado de consciencia no cambia. Puede que igualmente experimentes emociones difíciles, como la frustración, la ira o la tristeza, pero serán pasajeras, porque serás capaz de volver rápidamente a un estado de Paz, incluso en medio de la tragedia, la adversidad y la incertidumbre.

Del mismo modo, si programaste la Gratitud como uno de tus estados de consciencia por defecto, incluso cuando te enfrentas a momentos difíciles en la vida, te sentirás naturalmente agradecido por todo lo que tienes. Por el contrario, si el estado de consciencia que encarnas es el Miedo, experimentarás cualquier acontecimiento perturbador en un estado de miedo, lo que amplificará el conflicto interno que te provoca el acontecimiento. Nos resistimos naturalmente a las cosas que tememos. Recuerda que nuestra resistencia a la realidad es la fuente de nuestro dolor emocional y de nuestra inestabilidad.

En cuanto disfrutas de sentimientos de gratitud, eres libre de elegir cómo quieres vivir el momento que se te presenta. Puede que quieras sentir amor, alegría, paz, diversión, confianza o, incluso, tristeza, si tienes la sensación de que necesitas llorar, o enojo, si sientes que necesitas procesar algo que te disgustó. La diferencia fundamental es que tú eliges de forma consciente y reflexiva tu estado óptimo en vez de permitir que fuerzas externas lo determinen por ti.

Evidentemente no serás perfecto encarnando la Vida Milagrosa de inmediato, pero el objetivo no es ser perfecto, sino progresar. Al igual que cuando haces ejercicio para conseguir un estado físico óptimo, puede que te lleve meses de práctica diaria conseguir llegar allí donde quieres. Al poner en práctica tus Mañanas Milagrosas cada día e incorporar el ABC de la Vida Milagrosa, desarrollarás la capacidad de elegir tu estado óptimo y disfrutar pasando cada día en un estado de felicidad y gratitud, o en el estado que tú elijas. A mí me resulta útil concebirlo como un juego continuo en el que puedo elegir mis *premios* (los estados elevados de consciencia), y luego puedo jugar al mismo juego cada día para acercarme cada vez más a los premios.

Algunos días siento que estoy *ganando* cuando logro encarnar estados óptimos de consciencia y puedo lidiar efectivamente por la adversidad con elegancia y facilidad. Después de haber practicado estas herramientas durante muchos años, soy capaz de vivir la mayor parte del día sintiéndome en paz con cualquier cosa que no pueda controlar y genuinamente agradecido por cada momento, pese a las dificultades que puedan surgir.

En los días o en los momentos en los que me cuesta más, cuando recaigo en niveles más bajos de consciencia y experimento conflictos mentales y emocionales, simplemente lo percibo como perder una ronda del juego, y al día siguiente me despierto y vuelvo a empezar para jugar una nueva ronda.

Cuando te planteas la elevación de tu consciencia como un juego, desde luego que habrá momentos en los que te cueste, especialmente cuando estás aprendiendo cómo jugar, pero no puedes fallar. Aunque pierdas rondas, mientras sigas jugando, seguirás aprendiendo, creciendo y siendo mejor cada vez que juegues.

Con la repetición diaria, prepararás tus estados óptimos de consciencia para que se conviertan en tus estados de consciencia por defecto. El objetivo final es prepararte para que experimentes estados profundos y completos de paz interior, amor y gratitud, así como una confianza, motivación y concentración firmes durante cada momento de tu vida.

Te animo a utilizar tus Mañanas Milagrosas para que practiques encarnando tu Vida Milagrosa. Como practicante de las Mañanas Milagrosas, ya tienes el marco de trabajo (S.A.L.V.A.viD.as) para elevar tu consciencia, de modo que puedas estar en paz con la vida tal y como es, estar realmente agradecido por cada momento que estás vivo y elegir conscientemente tu estado óptimo de consciencia cada día. Y aunque los seis S.A.L.V.A.viD.as pueden servirte de forma única como prácticas para integrar la Vida Milagrosa (como meditar en un estado óptimo de consciencia, escribir en tu diario sobre lo que quieres aceptar y aquello con lo que quieres hacer las paces), quiero ponértelo fácil y me centraré en una práctica que creo que es la más efectiva: las afirmaciones.

Elaboré un paquete de afirmaciones relativamente breve (una página impresa) que contiene las lecciones clave de este capítulo para que puedas recordarlas y recitarlas a diario y empezar a vivir tu Vida Milagrosa. También te las puedes descargar en <miraclemorning.com/resources> e imprimirlas.

Las afirmaciones de la Vida Milagrosa

Me comprometo a elevar y condicionar mi consciencia a un estado de libertad interior para poder elegir cómo experimento cada momento de mi vida. Tengo la suerte de poder vivir una vida y me merezco ser realmente feliz y estar en paz. Para hacerlo, seguiré el ABC de la Vida Milagrosa:

Paso A: acepta la vida tal y como es

Ahora que soy consciente de que el dolor emocional (es decir, el conflicto interno) lo creo yo mismo y se perpetúa con mi resistencia a la realidad (al centrarme en cosas que no puedo controlar y desear que la realidad fuera diferente de lo que es) aceptaré la vida tal y como es y elegiré hacer las paces con todo lo que esté fuera de mi control. Pese a que no puedo controlar lo que sucede en mi vida, siempre tengo la libertad de elegir cómo experimento cada momento de mi vida.

Para ayudarme a superar mi resistencia inconsciente y aceptar la vida como es, aplicaré la regla de los cinco minutos (ponerme un temporizador y darme cinco minutos para sentir las emociones que surjan en mí de forma natural). Luego, cuando suene la alarma, simplemente diré: «No puedo cambiarlo», para reconocer y recordarme que, como no puedo retroceder en el tiempo y cambiar lo que haya pasado, mi única elección lógica es aceptar y hacer las paces con lo que no puedo cambiar para poder experimentar la libertad interior. Recuerda, la aceptación es la llave que abre la puerta de la libertad interior.

Por último, recordaré que estar en paz con algo no significa necesariamente que me haga feliz. Pero, por suerte, la paz es un estado de consciencia mucho más poderoso y duradero que cualquier emoción fugaz. La paz es emocionalmente neutra y, desde ese estado, puedo elegir estar feliz, agradecido o en cualquier otro estado que me sirva.

Paso B: bendice cada momento, agradécelo

En cuanto elijo aceptar la realidad tal y como es, permitiéndome así experimentar la paz que siempre está disponible en un estado de libertad interior, me comprometo a ir más allá de la aceptación eligiendo estar genuinamente agradecido por cada momento.

Entiendo que la gratitud es el prisma a través del cual puedo elegir experimentar y disfrutar cada momento de mi vida, incluidos los difíciles. Incluso cuando estoy pasando por momentos difíciles, puedo elegir estar agradecido por las lecciones y el crecimiento que resultarán de afrontar y superar mi adversidad con una mentalidad positiva, permitiéndome convertirme en una versión mejor y más capaz de mí mismo.

Reconozco que cada momento existe en un estado de perfección inherente y que puedo elegir cómo experimento cada momento. Me doy cuenta de que mi vida es el momento presente, así que elijo permitirme sentir una gratitud genuina y sincera por cada momento. Recuerda que la gratitud es la puerta hacia la felicidad.

Paso C: crea tu estado óptimo de consciencia

Mientras que las emociones suelen ser espontáneas y efímeras, los estados de consciencia son maneras subyacentes de experimentar la vida. Vivir en estados negativos como la culpa, la vergüenza, el miedo o la ira me hace sufrir innecesariamente y perderme estados como el amor, la felicidad, la paz, la gratitud y la alegría.

El estado por defecto que elijo es la libertad interior porque me permite estar en paz con lo que no puedo cambiar y poder elegir cómo experimento cada momento que estoy vivo. Pase lo que pase, incluso cuando mis circunstancias sean difíciles o dolorosas, elijo estar en paz y agradecido por poder disfrutar de esta vida que tengo la suerte de vivir. Esta es mi Vida Milagrosa.

Elevar la consciencia no es algo que se haga solo una vez. Es un proceso continuo que se alcanza gracias a la preparación sistemática, igual que se consigue aumentar la fuerza física mediante el ejercicio constante. Te animo encarecidamente a empezar a leer estas afirmaciones cada día como recordatorio de tu viaje de transformación en 30 días, y a que luego continúes durante el tiempo que sea necesario para preparar tu consciencia de modo que la libertad interior se convierta en tu estado por defecto.

Aunque puedes leer/recitar estas afirmaciones durante tus Mañanas Milagrosas para ayudarte a empezar el día en un estado de consciencia óptimo, también puede resultarte beneficioso releerlas durante tus Noches Milagrosas para recordarte que tienes la capacidad de aceptar la vida tal y como es, estar agradecido por cada momento y elegir tu estado óptimo de consciencia mientras te preparas para conciliar el sueño.

También me gustaría dejarte con algunos de mis libros preferidos que me han resultado más útiles para seguir aprendiendo cómo elevar la consciencia, para que puedas añadirlos a tu lista de lectura. Aquí tienes algunos de mis favoritos (que inicialmente leí durante mis Mañanas Milagrosas y de los que sigo releyendo las partes subrayadas cada noche, antes de acostarme, para ayudarme a conciliar el sueño sintiéndome en paz):

- *La liberación del alma* y *Vivir liberado*, de Michael Singer.
- *Amar lo que es*, de Byron Katie.
- *Hacia la paz interior*, de Thich Nhat Hanh.
- *The Inner Work* [El trabajo interior], de Mathew Micheletti y Ashley Cottrell.
- *Despierta*, de Anthony De Mello.

REFLEXIONES FINALES SOBRE LA VIDA MILAGROSA

La Vida Milagrosa está disponible para todos nosotros, pero solo la viven aquellos que están dispuestos a aceptar la vida tal y como es, a bendecir y agradecer cada momento y a elegir conscientemente su estado óptimo de consciencia.

Sé de primera mano lo difíciles y dolorosas que pueden ser las circunstancias. También sé que podemos elegir cómo interpretamos y experimentamos cada momento. Podemos estar en paz e incluso ser más felices y agradecidos de lo que hayamos sido nunca mientras soportamos la época más difícil de nuestra vida. Si no nos permitimos experimentar paz y gratitud ahora, ¿qué te hace pensar que el futuro será diferente?

No importa lo que la vida te depare, tú puedes elegir cómo experimentar cada momento que vivas. Puedes elegir estar en paz. Puedes elegir estar agradecido. Puedes elegir estar feliz. Puedes elegir disfrutar de cada momento de esta vida única que tenemos la suerte de vivir. Puedes elegir vivir la Vida Milagrosa.

CONCLUSIÓN

Haz que hoy sea el día en el que renuncies a quien has sido por quien puedes llegar a ser

Cada día, al despertarse, piensa: «Hoy soy afortunado por haberme despertado, estoy vivo, tengo una valiosa vida humana y no voy a desperdiciarla. Voy a dedicar toda mi energía a evolucionar, a ensanchar mi corazón para los demás. Voy a ayudar a los demás tanto como pueda».

DALÁI LAMA

Las cosas no cambian. Cambiamos nosotros.

HENRY DAVID THOREAU

La situación en la que estás es consecuencia de quién eras, pero dónde acabarás depende totalmente de quién elijas ser a partir de este momento.

Este es tu momento. No aplaces ni un día más el crear y experimentar la vida (felicidad, salud, riqueza, éxito y amor) que realmente quieres y te mereces. Mi mentor Kevin Bracy siempre instaba: «No esperes para ser genial». Si quieres que tu vida mejore, primero tienes que mejorarte a ti mismo. Mantente comprometido a completar tu viaje de transformación en 30 días con las Mañanas Milagrosas para que puedas seguir convirtiéndote en la persona que necesitas ser para crear todo lo que quieres en la vida y ayudar a los demás a hacer lo mismo.

JUNTOS ESTAMOS ELEVANDO LA CONSCIENCIA DE LA HUMANIDAD

Cuando empecé a practicar las Mañanas Milagrosas, era una actividad egoísta. Tenía problemas económicos y necesitaba una solución. No pensé en nadie más.

Sin embargo, con los años y, especialmente desde que me convertí en padre, me he dado cuenta de que practicar las Mañanas Milagrosas tiene que ver tanto con cómo me permite mostrarme ante los demás como con cómo me permite mostrarme ante mí mismo.

Empezar cada día con los S.A.L.V.A.viD.as me ayuda a ser un mejor padre, un mejor marido y un mejor ser humano en general. Me permite ser más paciente, cariñoso y consciente en todo lo que hago. Por ejemplo, tengo afirmaciones por cada una de mis relaciones más importantes, incluidas mis afirmaciones de «Padre genial y divertido», que me recuerdan mi compromiso de estar presente para mis hijos. También leo cada día mis afirmaciones de «El marido de ensueño de Ursula», que articulan y me recuerdan mi compromiso de estar presente para mi mujer. Tengo afirmaciones parecidas que me ayudan a optimizar cómo estoy presente para todo el mundo.

Así que, cuando emprendas tu camino con las Mañanas Milagrosas e integres los S.A.L.V.A.viD.as en tu vida diaria, te animo a tenerlo en cuenta. Plantéate cómo puedes incorporar a tus seres queridos y a aquellas personas a las que guías en tus Mañanas Milagrosas. Piensa en el impacto que tendrá en los demás que tú te conviertas en la mejor versión de ti mismo. A mayor escala, considera el impacto que tendríamos millones de personas por todo el mundo haciendo lo mismo.

Recuerda que la misión de las Mañanas Milagrosas es elevar la consciencia de la humanidad, mañana a mañana (y persona a persona). Cada mañana, tú eres esa persona. Al elevar tu propia consciencia (siendo más consciente y prestando atención a cómo tus pensamientos, palabras y acciones tienen un impacto en ti y en los demás) estás, en gran medida, elevando la consciencia de la humanidad.

Muchas gracias por preocuparte lo suficiente por ti y por los demás como para levantarte cada día y dedicar tiempo a desarrollar tu potencial.

Con amor y gratitud,

HAL

UNA INVITACIÓN ESPECIAL

(¡Por si te la perdiste la primera vez!)

La Comunidad de las Mañanas Milagrosas

Millones de personas con mentalidades afines a la tuya, de todo el mundo, que se despiertan cada día para desarrollar su potencial a la vez que ayudan a los demás a hacer lo mismo.

Si, mientras lees este libro, te gustaría conectar con otras personas que practican las Mañanas Milagrosas con una mentalidad parecida a la tuya y recibir su apoyo, ya sea para plantear preguntas o simplemente para observar y aprender cómo abordan su práctica, te invito a unirte a la Comunidad de las Mañanas Milagrosas.

Lo que empezó siendo un grupo de Facebook en el que estábamos mis padres, cinco amigos y yo, ha crecido hasta convertirse es una comunidad en línea con más de trescientos mil miembros de más de cien países. Registrarse es gratis, y aunque encontrarás a muchas personas que están empezando su trayectoria con las Mañanas Milagrosas, también encontrarás a otras que llevan años practicando la rutina y a las que les alegra compartir sus consejos, ofrecerte su apoyo y orientarte para que aceleres tu éxito.

Como autor de *Mañanas milagrosas*, quería crear un espacio donde pudiéramos juntarnos y conectar, plantear preguntas, compartir buenas prácticas, apoyarnos mutuamente, hablar del libro, publicar videos, encontrar tándems e incluso intercambiar recetas de licuados y rutinas de ejercicio. Nunca me habría imaginado que la Comunidad de las Mañanas Milagrosas se convertiría en una de las comunidades en línea más positivas, comprometidas y solidarias del mundo, pero ¡así es!

Puedes empezar a conectar con otros practicantes de las Mañanas Milagrosas. Simplemente visita <miraclemorningcommunity.com> y solicita unirte. Yo entro regularmente (casi a diario), publico contenido y participo en los comentarios, ¡así que tengo ganas de verte por allí!

RECURSOS DE LA COMUNIDAD DE LAS MAÑANAS MILAGROSAS: LA APLICACIÓN Y LA PELÍCULA

Hay dos recursos adicionales (y ambos son gratuitos) que te pueden ayudar ahora que empiezas tu viaje de las Mañanas Milagrosas: la aplicación de la rutina de las Mañanas Milagrosas y la película *Mañanas milagrosas*.

El recurso más solicitado por los miembros de la Comunidad de las Mañanas Milagrosas ha sido una aplicación para hacer un seguimiento de sus Mañanas Milagrosas y ayudarles a rendir cuentas y ser más constantes. Las funciones adicionales incluyen un diario integrado con sugerencias para escribir, un creador de afirmaciones, temporizadores personalizables y audios opcionales que te guían por los S.A.L.V.A.viD.as (silencio, afirmaciones, lectura, visualización, anotar y deporte) para que puedas completar tus Mañanas Milagrosas oprimiendo simplemente al botón «Reproducir» y siguiendo la voz. La aplicación está disponible tanto para iPhone como para Android en <miraclemorning.com/app>.

Rodada en el trascurso de seis años, la película *Mañanas milagrosas* es un largometraje documental inspirador que va más allá del libro y te muestra cómo la gente está transformando su vida mañana a mañana. También te abre las puertas de los hogares de autores, doctores, científicos, emprendedores y deportistas profesionales de renombre mundial, para que veas cómo empiezan el día estas personas tan productivas. Asimismo, te llevará a uno de los momentos más difíciles de mi vida. Inesperadamente, dos años después de iniciar el rodaje me diagnosticaron una forma poco común de cáncer y me dijeron que tenía un 30 % de posibilidades de sobrevivir. Nuestro director siguió rodando para capturar mi mentalidad y el enfoque holístico que utilicé para enfrentarme al cáncer, con la esperanza de que pudiera inspirar a otras personas que estuvieran enfrentándose al cáncer o a cualquier otra enfermedad. Puedes ver la versión extendida del *trailer* y acceder a la película completa en <miraclemorning.com/movie>.

Hasta la fecha, la aplicación tiene una valoración de 4.9 de 5 estrellas, y la película, de 4.6 de 5, ¡así que espero que estos recursos gratuitos te resulten tan útiles como lo han sido para otros!

¡Te doy la bienvenida a la Comunidad de las Mañanas Milagrosas!

AGRADECIMIENTOS

Asegúrate de leer al menos los dos últimos párrafos (son para TI).

Puede que esta sea la parte más difícil de escribir un libro. No porque me falten personas a las que dar las gracias, sino todo lo contrario. Hay tanta gente que ha tenido un impacto significativo en mi vida y en este libro que creo que es imposible expresar mi agradecimiento a todos en las próximas páginas. De hecho, si lo hiciera, podría llenar un libro entero. La continuación de este libro podría titularse: *Mañanas milagrosas: agradecimientos*. No sé si mucha gente lo compraría, pero seguramente yo disfrutaría escribiéndolo ☺.

Primero quiero transmitir mi más sincero agradecimiento a la extraordinaria mujer que me llevó dentro durante nueve meses y medio y me regaló el milagro de la vida, mi madre, Julie Wilson. Mamá, ¡te quiero mucho! Gracias por creer siempre en mí y por disciplinarme cuando lo necesitaba. Aún lo necesito. ¡Ah, y tú también deberías visitarme más a menudo!

A mi padre, Mark Elrod. Papá, de entre todos mis mejores amigos, tú eres el mejor. Soy el hombre que soy hoy gracias al padre que has sido para mí toda mi vida. Me has inculcado tantos valores y cualidades que te estoy aún más agradecido ahora que sé que se los transmitiré a mis hijos. Te quiero, papá.

Doy las gracias a Hayley, la mejor hermana del mundo. Sin lugar a duda. No tienes igual. Sin embargo, no solo eres una hermana genial, sino que realmente eres una de mis mejores amigas. Eres auténtica, comprensiva, atenta ¡y casi tan divertida como yo! En serio, me alegra tanto que *tú* seas mi hermana..., no puedo imaginarme ninguna hermana mejor.

A mi hermanita y nuestro ángel, Amery, que nos cuida desde el cielo. Te extraño, hermanita. Gracias por velar por nosotros.

A la mujer de mi vida, Ursula. Aún me fascina lo perfecta que eres para mí, y no podría estar más agradecido de crear y compartir nuestras vidas juntos. ¿Y qué me dices de los adorables niños que tenemos? Gracias por bendecirme con Sophia y Halsten. Contigo al timón, sé que nuestra familia está destinada a una vida llena de amor y felicidad.

A mi hija, Sophia (alias Sophinator). ¡¡Te quiero tanto!! Eres todo lo que siempre imaginé de una hija. La alegría y la felicidad que traes a mi vida cada día hacen que me sienta extraordinariamente afortunado. Eres buena, brillante, creativa... y tan divertida... ¡Estoy tan agradecido! ¡Ser tu padre es una bendición!

A mi hijo, Halsten (alias Halstino), eres el ser humano más bueno, cariñoso y generoso que conozco. Desde que tenías dos años y empezaste a hablar, siempre has visto por los demás. Estoy convencido de que naciste para ejemplificar los valores que a mí me ha costado una vida entera aprender. ¡Te quiero mucho, hijo!

A mis tías, tíos, primos, primas y abuelos; estoy muy agradecido por el inconmensurable amor que siempre me han mostrado. Algunos de los mejores recuerdos que tengo son con ustedes. ¡Los quiero muchísimo a todos!

A la familia de mi esposa, Marek, Maryla, Steve, Linda, Adam y Ania. Estoy agradecido de formar parte de su familia.

A Tiffany Hammond, directora ejecutiva de Mañanas Milagrosas. Eres parte de la familia. Además de ser una de las personas más cariñosas, leales, altruistas, resilientes y trabajadoras que se han cruzado en mi vida. ¿Quién podía imaginar que un encuentro casual en Yard House se convertiría en prácticamente una década de trabajo conjunto? Muchas gracias por tu contribución a mi vida, a la de mi familia y a la misión colectiva de las Mañanas Milagrosas. Has tomado partido por mí como nadie. ¡Te quiero muchísimo, Tiff!

A Brianna Greenspan, ¡la O.G. MMer (Primera Gánster de Mañanas Milagrosas)! Para mí eres un ángel. No solo has sido la principal defensora de las Mañanas Milagrosas desde el principio, sino que también eres una de mis mejores amigas. Desde aquellas llamadas *creadoras del movimiento* de las Mañanas Milagrosas de 2012 a tu apoyo durante mi lucha contra el cáncer, estando al lado de mi familia y ofreciéndome consejos extraordinarios cuando los necesito (y los dos sabemos que esto sucede a menudo). Eres una de las personas más importantes de mi vida. Recientemente te dedicaste a desarrollar el programa *Mañanas milagrosas en la escuela* y estás ejerciendo una profunda influencia en las vidas de los docentes y los jóvenes, algo con lo que yo tan solo me atrevía a soñar. ¡No tengo palabras para describir cuánto te quiero y te valoro, Bri!

A Honorée Corder (también conocida como *la mujer que susurraba a los libros*), realmente nunca podré agradecerte lo suficiente tu ayuda a lo largo de estos años. Tu participación fue decisiva para que las Mañanas Milagrosas llegaran a tantísima gente gracias a la colección de libros. Es una gran suerte que nuestros caminos se hayan cruzado. Eres una de las mejores del mundo enseñando a la gente a escribir, a publicar y a rentabilizar sus libros. Y aunque hayas contribuido tanto a la misión de las Mañanas Milagrosas, personalmente lo que más te agradezco es toda la ayuda que me ofreciste cuando me diagnosticaron el cáncer. Muchísimas gracias por tu amor, apoyo y amistad, Honorée. ¡Te quiero y te estaré eternamente agradecido!

A Josh Eidenberg, gracias por aportar tanto de ti mismo a la misión de las Mañanas Milagrosas y por estar constantemente pensando en nuevas formas de servir mejor a la Comunidad de las Mañanas Milagrosas. Muchas gracias por animarme sin descanso a crear finalmente la aplicación de las Mañanas Milagrosas, que tanto tiempo llevaba esperando, y que ahora está ayudando a miles de personas a elevar su consciencia cada día. Josh, eres tan brillante y creativo como bueno y generoso. Me siento profundamente agradecido y privilegiado de poder trabajar a tu lado, elevando la consciencia humana.

Stephanie Blackbird, tu compromiso inquebrantable durante años por apoyar y moderar la Comunidad de las Mañanas Milagrosas solo puede definirse como extraordinario. Eres completamente leal. Lo das todo por los demás. ¡Muchas gracias, te quiero, Steph!

A Veronica Vielma y Zach Eichler, su contribución a la misión de las Mañanas Milagrosas es incalculable. Estamos ejerciendo un impacto en la vida de más gente que nunca gracias a su esfuerzo. No puedo agradecerles lo suficiente lo que han hecho por nuestro equipo y nuestra comunidad.

A Celeste Fine. No sé si eres un ángel, un genio u otra cosa, pero estás obrando milagros continuamente en mi vida. En más de una ocasión, he escrito un objetivo o un sueño que, de tan grande, no tenía ni idea de cómo conseguirlo. Y entonces, de repente, aparecías tú y lograbas que mis sueños se hicieran realidad. Todo esto desde el amor, pensando sinceramente en mí. ¡Te lo agradezco mucho, Celeste!

A Scott Hoffman, gracias por creer en las Mañanas Milagrosas y en mí. Juntos, sé que vamos a influir positivamente en muchas más vidas.

A Glenn Yeffeth, director general de BenBella y editor jefe de este libro. Trabajar contigo para poner este manuscrito al día ha sido un placer. Este libro es mucho mejor de lo que podía haber imaginado, gracias a ti.

A cada uno de los coautores de *Mañanas milagrosas*, muchas gracias por contribuir con vuestro amor y sabiduría a la colección de libros. Ayudemos a tanta gente como podamos.

A Emily Klein, Elizabeth Pratt, Elaine Pofeldt y Julie Strauss (mi excelente equipo de editoras), muchas gracias por ayudarme a comunicar mis ideas de forma que tuvieran un eco decisivo en mis lectores. Este libro se lee mucho mejor gracias a ustedes, que han aportado su talento y perspectivas únicas.

A Dino Marino, desde que Honorée nos presentó, has sido extraordinariamente amable y comprensivo. Pusiste tu talento con el diseño gráfico al servicio de *Mañanas milagrosas* para hacerlas más atractivas y permitir que más gente pueda beneficiarse de ellas. Tu contribución es inestimable e inconmensurable.

A mis mejores amigos, mi círculo de influencia; cualquiera se sentiría afortunado de tener a cualquiera de ustedes en su vida, y yo, de algún modo, ¡terminé junto a *todos* ustedes! Hemos compartido *muchos* buenos momentos juntos, pero más allá de eso, ser como son me hace esforzarme para ser mejor. Si es verdad que somos una mezcla de las cinco personas con las que pasamos más tiempo, ¡no tengo nada de lo que preocuparme! Por su eterna amistad, los quiero, Jeremy Katen, Matt Recore, Jon Vroman, Jon Berghoff, Jesse Levine, Brad Weimert, Jeremy *Brotha James* Reisig, John Ruhlin, Justin Donald, David Osborn y Mike McCarthy, y a los muchos amigos a los que puede que no haya mencionado, que sepan que no es porque no los quiera. Sí los quiero. Simplemente los olvidé mientras escribía esto.

A mi gran familia de Cutco y Vector, no les puedo agradecer lo suficiente las increíbles contribuciones que han hecho en mi vida. Gran parte de lo que soy hoy y de lo que escribí en este libro no habría sido posible sin la oportunidad que me brindaron.

A mi brillante amiga y creadora de *bookmama.com*, Linda Sivertsen, tienes muchísimo talento y un don para convertir la idea de un libro en una exitosa obra maestra. Gracias por contribuir con tu don a este libro.

A Kevin Bracy, estaba sentado en tu seminario unos días antes de mi primera Mañana Milagrosa, y tus palabras fueron el catalizador que me llevó a superar mi creencia limitante de que no era *madrugador*. Cuando estaba a punto de rendirme, tus sabias palabras me recordaron que «si quieres que tu vida sea diferente, ¡tienes que empezar por querer hacer algo diferente!». Nunca habría intentado levantarme a las cinco de la mañana, y menos haber escrito este libro, si no hubiera sido por ti. Gracias.

A James Malinchak, cuando te hablé de *Mañanas milagrosas* por primera vez, te entusiasmaste genuinamente y ampliaste mi visión de lo que era posible: «¡Hal, no creo que seas consciente de lo grande que será esto y de en cuánta gente vas a influir!». Me inspiraste a mí personalmente y a cientos de miles de escritores, oradores y *coaches* para creer en nuestro mensaje, verlo más grande y que llegue a más gente. Lo hiciste por mí y no puedo agradecértelo lo suficiente.

A J. Brad Britton, tú me enseñaste una de las lecciones más valiosas que me sigue guiando por la vida y que comparto con cualquiera que quiera escucharme: «Haz lo correcto, no lo fácil». No solo la enseñas, sino que la vives. Gracias por sacar siempre lo mejor de los demás, como hiciste conmigo.

A todos lo que apoyaron el lanzamiento original de este libro en 2012, su altruismo y compromiso al pagar por adelantado los beneficios que han recibido de *Mañanas milagrosas* me han dejado sin palabras. En primer lugar, tengo que expresar mi agradecimiento al equipo de lanzamiento de *Mañanas milagrosas*; fue increíble trabajar con ustedes para promocionar este libro. Les agradeceré por siempre; estoy en deuda con ustedes. Gracias en particular a Kyle Smith, Isaac Stegman, Geri Azinger, Marc Ensign, Colleen Elliot Linder, Dashama, Mark Hartley, Dave Powders, Jon Berghoff, Jon Vroman, Jeremy Katen, Ryan Whiten, Brianna Greenspan, Robert Gonzalez, Carey Smolenski, Ryan Casey, Peter Voogd y Greg Strine.

Finalmente, a ti y a todos y cada uno de los miembros de nuestra familia humana, creo que es mucho más lo que tenemos en común que las pequeñas diferencias percibidas a las que demasiada gente se aferra. Como parte de mi familia, te quiero y aprecio mucho más de lo que crees.

Muy bien, ahora llegó el momento de dejar de leer y empezar a crear. No te conformes nunca. Crea la vida que te mereces vivir y ayuda a los demás a hacer lo mismo.

REFERENCIAS BIBLIOGRÁFICAS

Capítulo 1

Collins, Nick, «Early Risers Get Ahead of the Game» [Los madrugadores se adelantan], *Telegraph*, 15 de septiembre de 2011. Disponible en línea en: <www.telegraph.co.uk/news/health/news/8763618/Early-risers-get-ahead-of-the-game.html>.

El Issa, Erin, «2017 American Household Credit Card Debt Survey» [Encuesta sobre la deuda de las tarjetas de crédito de los hogares estadounidenses en 2017], *Nerd Wallet*. Disponible en línea en: <www.nerdwallet.com/blog/average -credit-card-debt-household>.

Lubin, Gus, y Rachel Gillett, «21 Successful People Who Wake Up Incredibly Early» [21 personas de éxito que se levantan increíblemente temprano], *Business Insider*, 27 de abril de 2016. Disponible en línea en: <www.businessinsider.com/successful-people-who-wake-up-really-early-2016-4#twitter-and-square-ceo-jack-dorsey-wakes-up-before-dawn->.

Randler, Christopher, «Proactive People Are Morning People» [Las personas proactivas son madrugadoras], *Journal of Applied Social Psychology,* vol. 39, 12 (9 de diciembre de 2009), págs.2787-2797. Disponible en línea en: <onlinelibrary.wiley.com/doi/10.1111/j.1559 -1816.2009.00549.x/abstract>.

Rauh, Sherry, «Is Fat the New Normal?» [¿Ser gordo es la nueva normalidad?], *WebMD*, junio de 2010. Disponible en línea en: <www.webmd.com/diet/obesity/features/is-fat -the-new-normal#1>.

Smith, Michael, «APSS: Early Risers Tend to Score Higher Grades» [APSS: Los más madrugadores suelen sacar mejores notas], *MedPage Today*, 10 de junio de 2008. Disponible en línea en: <www.medpagetoday.com/meetingcoverage/apss/9772>.

«State of the Global Workplace» [La situación mundial del trabajo], Gallup (2017). Disponible en línea en: <news.gallup.com/reports/220313/state-global-workplace-2017.aspx#formheader>.

«Survey Finds Nearly Three-Quarters (72%) of Americans Feel Lonely» [Una encuesta revela que casi tres cuartas partes (72%) de los estadounidenses se sienten solos], Comunicado de prensa de la American Osteopathic Association, octubre de 2016. Disponible en línea en: <www.prnewswire.com/news -releases/survey-finds-nealy-three-quarters-72-of-americans -feel-lonely-300342742.html>.

Whiteman, Honor, «Poor Sleep Habits Increase Weight Gain for Adults with Genetic Obesity Risk» [Los malos hábitos de sueño incrementan el aumento de peso en adultos con riesgo genético de obesidad], *MedicalNewsToday*, 3 de marzo de 2017. Disponible en línea en: <www.medicalnewstoday.com/articles/316186.php>.

Capítulo 2

«Americans Are Tired Most of the Week» [Los estadounidenses están cansados la mayor parte de la semana], *YouGov*. Disponible en línea en: <www.statista.com/chart/3534/americans-are-tired-most-of-the-week>.

«Cancer Facts and Figures 2017» [Datos y cifras sobre el cáncer en 2017], *American Cancer Society*. Disponible en línea en: <www.cancer.org/content/dam/cancer-org/research/cancer-facts-and-statistics/annual-cancer-facts-and-figures/2017/cancer-facts-and-figures-2017.pdf>.

Carr, Theresa, «Too Many Meds? America's Love Affair with Prescription Medication» [¿Demasiados medicamentos? La historia de amor de Estados Unidos con los medicamentos recetados], *Informes de consumidores*, 3 de agosto de 2017. Disponible en línea en: <www.consumerreports.org/prescription-drugs/too-many-meds-americas-love-affair-with-prescription-medication/#nation>.

Jacoby, Sarah, «Here's What the Divorce Rate Actually Means» [Esto es lo que significa realmente la tasa de divorcios], *Refinery29*, 2 de febrero de 2017. Disponible en línea en: <www.refinery29.com/2017/01/137440/divorce-rate-in-america-statistics>.

LaMagna, Maria, «Americans Now Have the Highest Credit Card Debt in U.S. History» [Los estadounidenses tienen ahora la deuda por tarjetas de crédito más alta de la historia de EE. UU.], *MarketWatch*, 8 de agosto de 2017. Disponible en línea en: <https://www.marketwatch.com/story/us-households-will-soon-have-as-much-debt-as-they-had-in-2008-2017-04-03>.

«Median Age of the Resident Population of the United States from 1960 to 2016» [Edad media de la población residente en Estados Unidos de 1960 a 2016], *Statista*. Disponible en línea en: <www.statista.com/statistics/241494/median-age-of-the-us-population>.

«Report: How Satisfied Are U.S. Workers with Their Salaries?» [Informe: ¿Hasta qué punto están satisfechos los trabajadores estadounidenses con sus salarios?], *Indeed* (blog), 25 de enero de 2018. Disponible en línea en: <blog.indeed.com/2018/01/25/salary-report>.

Capítulo 3

Abrams, Abigail, «Divorce Rate in U.S. Drops to Nearly 40-Year Low» [La tasa de divorcios en Estados Unidos cae a su nivel más bajo en 40 años], *Time*, 5 de diciembre de 2016. Disponible en línea en: <time.com/4575495/divorce-rate-nearly-40-year-low>.

«Cancer Facts and Figures 2017» [Datos y cifras sobre el cáncer en 2017], American Cancer Society. Disponible en línea en: <www.cancer.org/content/dam/cancer-org/research/cancer-facts-and-statistics/annual-cancer-facts-and-figures/2017/cancer-facts-and-figures-2017.pdf>.

Elkins, Kathleen, «Here's How Much the Average American Family Has Saved for Retirement» [¿Cuánto ha ahorrado para su jubilación la familia media estadounidense?] CNBC, 12 de septiembre de 2016. Disponible en línea en: <www.cnbc.com/2016/09/12/heres-how-much-the-average-american-family-has-saved-for-retirement.html>.

Kantor, Elizabeth D., y otros, «Trends in Prescription Drug Use among Adults in the United States from 1999-2012» [Tendencias del consumo de medicamentos de venta con receta entre los adultos de Estados Unidos de 1999 a 2012], *JAMA* 314, 17 (2015): 1818-1831. Disponible en línea en: <pubmed.ncbi.nlm .nih.gov/26529160>.

Mitchell, Nia, y otros, «Obesity: Overview of an Epidemic» [Obesidad: Panorama de una epidemia], *Psychiatric Clinics of North America*

34, 4 (2011): 717-732. Disponible en línea en: <www.ncbi.nlm.nih.gov/pmc/articles/PMC3228640>.

Poushter, Jacob, «Worldwide, People Divided on Whether Life Today Is Better Than in the Past» [En todo el mundo hay división de opiniones sobre si la vida actual es mejor que en el pasado], Pew Research Center, Global Attitudes and Trends, 5 de diciembre de 2017. Disponible en línea en: <www.pewglobal.org/2017/12/05/worldwide-people-divided-on-whether-life-today-is-better-than-in-the-past>.

Capítulo 4

Bucklan, Erinn, «Is the Snooze Button Bad for You?» [¿Es malo el botón de repetición?], CNN, 7 de febrero de 2014. Disponible en línea en: <edition.cnn.com/2014/02/06/health/upwave-snooze-button>.

DiGuilio, Sarah, «How What You Eat Affects Sleep» [Cómo afecta lo que comes al sueño], NBCNews.com, 19 de octubre de 2017. Disponible en línea en: <www.nbcnews.com/better/health/how-what-you-eat-affects-how-you-sleep-ncna805256>.

«Effect of Short Sleep Duration on Daily Activities–United States, 2005-2008» [Efecto de la corta duración del sueño en las actividades diarias: Estados Unidos, 2005-2008], *Centers for Disease Control Weekly* 60, 8 (4 de marzo de 2011): 239-242. Disponible en línea en: <www.cdc.gov/mmwr/preview/mmwrhtml/mm6008a3.htm>.

Léger, Damien, François Beck, Jean-Baptiste Richard, Fabien Sauvet y Brice Faraut, «The Risks of Sleeping 'Too Much': Survey of a National Representative Sample of 24671 Adults (INPES Health Barometer)» [Los riesgos de dormir «demasiado»: Encuesta a una muestra nacional representativa de 24671 adultos (Barómetro Sanitario INPES)], *Plos One* 9, 9 (2014): e106950. Disponible en línea en: <journals.plos.org/plosone/article?id=10.1371/journal.pone.0106950>.

Capítulo 5

Achten, J., y A. E. Jeukendrup, «Optimizing Fat Oxidation Through Exercise and Diet» [Optimizar la oxidación de grasas mediante el ejercicio y la dieta], *Nutrition* 20, 7-8 (julio-agosto de 2004), 716-727. Disponible en línea en: <www.ncbi.nlm.nih.gov/pubmed/15212756>.

Marshall, Mallika, «The Big Benefits of Plain Water» [Los grandes beneficios del agua corriente], *Harvard Health Blog*, 26 de mayo de 2016. Disponible en línea en: <www.health.harvard.edu/blog/big-benefits-plain-water-201605269675>.

Capítulo 6

Creswell, J. David, Janine M. Dutcher, William M. P. Klein, Peter R. Harris y John M. Levine, «Self-Affirmation Improves Problem-Solving under Stress» [La autoafirmación mejora la resolución de problemas en situaciones de estrés], *Plos One* (1 de mayo de 2013). Disponible en línea en: <journals.plos.org/plosone/article?id=10.1371/journal.pone.0062593>.

Ketler, Alanna, «Scientific Studies Show How Writing in a Journal Can Actually Benefit Your Emotional and Physical Well-Being» [Estudios científicos demuestran que escribir un diario puede beneficiar el bienestar emocional y físico], *Collective Evolution*, 23 de enero de 2017. Disponible en línea en: <www.collective-evolution.com/2017/01/23/scientific-studies-show-how-writing-in-a-journal-can-actually-benefit-your-emotional-physical-well-being>.

Lindsay, Emily K., y J. David Creswell, «Helping the Self Help Others: Self-Affirmation Increases Self-Compassion and Pro-Social Behaviors [Ayudarse a sí mismo a ayudar a los demás: La autoafirmación aumenta la autocompasión y los comportamientos prosociales], *Frontiers in Psychology* 5 (2014), 421. Disponible en línea en: <www.ncbi.nlm.nih.gov/pmc/articles/PMC4026714>.

«Meditation Benefits» [Beneficios de la meditación], American Meditation Society. Disponible en línea en: <americanmeditationsociety.org/meditation/benefits>.

Oppong, Thomas, «The Creative Brain on Silence (How Solitude Inspires Creativity)» [El cerebro creativo en silencio (Cómo la soledad inspira la creatividad)], *Medium*, 2 de marzo de 2018. Disponible en línea en: <medium.com/@alltopstartups/the-creative-brain-on-silence-how-solitude-inspires-creativity-145f7fec907f>.

Ranganathan, V. K., V. Siemionow, J. Z. Liu, V. Sahgal y G. H. Yue, «From Mental Power to Muscle Power: Gaining Strength by Using the Mind» [De la fuerza mental a la fuerza muscular: Ganar fuerza utilizando la mente], *Neuropsychologia* 42, 7 (2017), 944-956. Disponible en línea en: <www.ncbi.nlm.nih.gov/pubmed/14998709>.

Reynolds, Gretchen, «Yoga May Be Good for the Brain» [El yoga podría ser bueno para el cerebro], *The New York Times*, 1 de junio de 2016. Disponible en línea en: <well.blogs.nytimes.com/2016/06/01/yoga-may-be-good-for-the-brain>.

«Transcendental Meditation: Oprah and Other Celebs Who Embrace the Practice» [Meditación trascendental: Oprah y otras celebridades que adoptan esta práctica], *Huffington Post*, 26 de marzo de 2012. Disponible en línea en: <www.huffingtonpost.com/2012/03/26/transcendental-meditation-oprah-winfrey_n_1379001.html>.

Capítulo 8

Chance, Zoe, Margarita Gorlin y Ravi Dhar, «Why Choosing Healthy Foods Is Hard, and How to Help: Presenting the 4Ps Framework for Behavior Change» [Por qué es difícil elegir alimentos sanos y cómo ayudar: Presentación del marco de las 4P para el cambio de comportamiento], *Customer Needs and Solutions* 1 (12 de septiembre de 2014), 253-262. Disponible en línea en: <link.springer.com/article/10.1007/s40547-014-0025-9>.

«The Best Diet: Quality Counts» [La mejor dieta: La calidad cuenta], *Nutrition Source*, Harvard T. H. Chan School of Public Health. Disponible en línea en: <www.hsph.harvard.edu/nutritionsource/healthy-weight/best-diet-quality-counts>.

Capítulo 9

«How Long Does It Take for Something to Become a Habit?» [¿Cuánto tarda algo en convertirse en un hábito?], *Examined Existence*. Disponible en línea en: <examinedexistence.com/how-long-does-it-take-for-something-to-become-a-habit>.

ACERCA DEL AUTOR

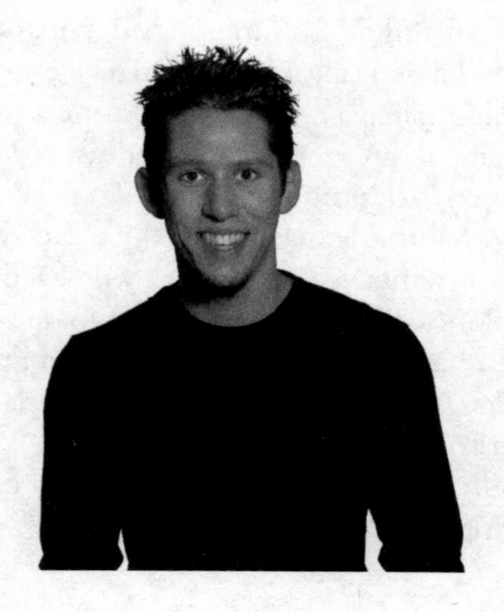

Hal Elrod es ante todo un hombre de familia. Es el fiel compañero de su esposa desde hace catorce años y un padre entregado a sus dos hijos.

Además, es la prueba viviente de que cada uno de nosotros tiene la capacidad de superar cualquier adversidad, desarrollar su potencial y crear la vida que quiere a la vez que ayuda a los demás a hacer lo mismo.

A los 20 años lo encontraron muerto después de que un conductor ebrio chocara contra él a más de 115 km/h. Su corazón dejó de latir durante seis minutos, se rompió once huesos, sufrió daños cerebrales permanentes y los médicos le dijeron que no volvería a caminar.

Luego, a los 37, estuvo a punto de morir por segunda vez cuando le empezaron a fallar el corazón, los pulmones y los riñones, y le diagnosticaron una forma rara y extremadamente agresiva de cáncer (leucemia linfoblástica aguda). Después de que le dieran entre un 20 y 30% de probabilidades de sobrevivir, Hal volvió a desafiar las probabilidades aparentemente insuperables de vencer al cáncer.

Tras haber sobrevivido a múltiples experiencias cercanas a la muerte y de haber influido en millones de vidas a través de sus libros y charlas, Hal tiene ahora la misión de elevar la consciencia de la humanidad, mañana a mañana, persona a persona. Como orador internacional, presentador del pódcast *Achieve Your Goals* [Alcanza tus objetivos], productor ejecutivo del documental *The Miracle Morning*, y autor de más de una docena de libros, que han sido traducidos a treinta y siete idiomas y de los que ha vendido más de tres millones de ejemplares, esto es lo que está haciendo.

Hal también ha compartido su historia en el programa estadounidense *The Today Show*, ha aparecido en la revista *SUCCESS* y ha escrito para entrepreneur.com.

Visita <halelrod.com> para saber más o para contratarle para que dé una charla en tu evento.